图解 养肝速查手册

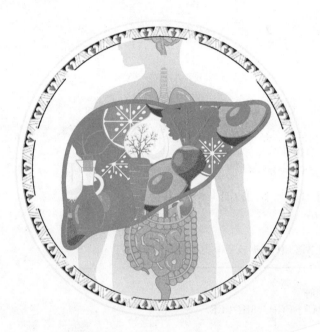

张彩山 编著

天津出版传媒集团

天津科学技术出版社

本书具有让你"时间耗费少，养生知识掌握好"的方法

免费获取专属于你的 »

《图解养肝速查手册》阅读服务方案

/建/议/配/合/二/维/码/一/起/使/用/本/书/

微信扫描二维码

免费获取阅读方案

★不论你想每天一点，略懂即止；还是省时高效，快速掌握本书养生技巧；或者想深入研读，活学活用这些养生技巧。都可以通过微信扫描【本页】的二维码，根据指引，选择你的阅读方式，免费获得专属于你的个性化读书方案。帮你时间花的少，阅读效果好。

「 **本书可免费获取三大个性化阅读服务方案** 」

1. 轻松阅读： 每天读一点，循序渐进读本书，简单了解本书养生知识；

2. 高效阅读： 花少量时间，专攻本书核心内容，快速掌握本书养生技巧；

3. 深度阅读： 利用大块时间深入研究本书养生知识，全面掌握，活学活用。

「 **个性化阅读服务方案三大亮点** 」

【时间管理】

按照你的阅读需求，为你定制专属阅读计划，安排详细的读书进度，准时提醒，你只需按照实际时间学习即可。

【阅读资料】

精准匹配与本书内容配套的养生保健类精品课程和阅读资料，资料来源正规，质量可靠，为你大大节省寻找筛选的时间。

【共读社群】

推荐你加入本书书友专属社群，入群向资深人士请教经验，交流在用本书学习养生的过程中遇到的问题，还可以参加不定期举办的读书活动。

图书在版编目（CIP）数据

图解养肝速查手册 / 张彩山编著. -- 天津 : 天津
科学技术出版社, 2020.4

ISBN 978-7-5576-7555-4

Ⅰ.①图… Ⅱ.①张… Ⅲ.①柔肝 – 养生（中医）– 图
解 Ⅳ.①R256.4–64

中国版本图书馆 CIP 数据核字（2020）第048020号

图解养肝速查手册
TUJIE YANGGAN SUCHA SHOUCE

策划编辑：刘丽燕　张　萍
责任编辑：孟祥刚　刘丽燕
责任印制：兰　毅

出　　版： 天津出版传媒集团
　　　　　 天津科学技术出版

地　　址：天津市西康路 35 号
邮　　编：300051
电　　话：（022）23332490
网　　址：www.tjkjcbs.com.cn
发　　行：新华书店经销
印　　刷：三河市兴国印务有限公司

开本　787 × 1 092　1/16　印张 16　字数 120 000
2020年4月第 1 版第 1 次印刷
定价：38.00 元

内容提要

Content of the head

　　本书以中医巨典《黄帝内经》为理论基础，针对现代人关注的亚健康、养肝、疏肝、补肝、防病治病等问题，结合日常饮食、起居、运动及中药、经络等诸多方面的养生保健知识，详细介绍了养肝的重要意义和方便实用的养肝护肝方法。本书适合所有关注自身及家人健康的读者阅读参考。

前 言

肝的具体位置在哪儿？肝的作用有哪些？如何保护好我们的肝？

对于这几个问题，第一个问题答不上来，不会影响我们的正常生活，但是，后两个问题则要清楚地了解，做到"知行合一"，方能养好肝，拥有一个健康的身体。

肝到底有哪些作用呢？肝是人体内最大的解毒化工厂，它能把诸物之毒纷纷化解掉，如食物之毒、血液之毒、浊气之毒等。它能够将大块的"毒"粉碎成碎末，从肾、输尿管、膀胱变成尿液排出。同时，它还是一头踏实能干、忍辱负重的老黄牛。除了每天化解血液中的毒素外，还要时时承受各种情绪上的高压。抑郁伤肝、过劳伤肝、发怒伤肝、喝酒伤肝、吃药伤肝……伤则伤矣，肝仍然会默默地工作，直至筋疲力尽。毫不夸张地说，肝就是健康身体的万源之本，生活中大大小小的压力都得靠它来化解。健康的身体是工作和生活的前提，如果这一前提不能得到保证，今后拿什么本钱来创造精神财富和物质财富呢？所以，肝是否健康则是人们应当关注的一个核心问题。

《黄帝内经》记载："肝者，将军之官，谋虑出焉。"这里，肝是身体的大将军，主谋虑，也就是说，人的聪明才智能不能发挥出来，很大程度上受到肝气、肝血的影响。如果肝血足、肝气足，人做事就会踏实、稳重；如果肝血虚，人会非常容易动怒、烦躁、动肝火。为什么会动肝火？因为谋虑不足，想问题想不清楚。《黄帝内经》又载："因思而远谋谓之虑"，"谋"是策划，"虑"指想得非常远。所以，将军最重要的工作并不是带兵打仗，而是要运筹帷幄。这一点，古人比我们看得更透彻，他们往往把肝看得如同大脑一样重要。同时，肝是最难调理的脏腑，即便是再好的药物也难以起效，所以，最佳的护肝大法是不治已病治未病——预防在前，养护其后。

如果生活中忽略了肝的感受，肝也会毫不客气地做出一系列的反应。例如，一个人脾气急躁、头晕、眼睛和两腮发红、睡眠不佳，那就可能是"肝火旺盛"所致，这类人需要养肝。还有不少加班族经常熬夜工作，并且心里时常有些憋闷，则也需要养肝。总熬夜会让肝得不到血的濡养，导致肝郁气滞，总开心不起来。其实对于肝病患群体，恐怕是多得无法一一列举。如今，我国已是肝病大国，肝病正肆意蔓延至不同的社会群体，如少儿肥胖症、年轻人易患脂肪肝、老年人的肝日趋硬化，现在护肝行动刻不容缓。

鉴于此，我们特意编写了这本《图解养肝速查手册》，采用通俗、易懂的精美手绘图解方式，同时结合生活实际，从病情的自我检测、经络、运动、饮食、药物、日常起居、常见病症治疗等方面，进一步阐释了中医巨典《黄帝内经》中的养肝理论。

本书共有六章。第一章以非常通俗的语言介绍了肝的基本常识，目的在于让每位读者对自己的肝有一个整体的认识。第二章在汲取古人养肝的宝贵经验的基础上，有针对性地介绍了以时令为主的两大养肝秘籍。其一，子时阴降阳升，肝经当令，养肝藏血；其二，春季养肝，助阳升发，激发生命原动力。第三章及第四章强调，肝主藏血，血乃人之本。对于女性来说，血的价值更加重要。女性的青春期、妊娠期、哺乳期，每一个重要阶段都会消耗大量的气血，而肝相当于人体的一个天然"血库"，只有在这个"血库"血量充足的前提下，肝的疏泄功能才能正常发挥。同时围绕此观点，综合分析了日常生活中那些对肝有利有弊的好习惯、坏毛病及相应的养肝方法。第五章及第六章以养肝疏肝为目的，重在介绍对肝有益的食物及食疗方（药剂、汤剂、粥剂等）。当然，最方便实用的锻炼法少不了经络疏通，以揉肝法来锻炼身体，起到真正意义上的通肝气、补肝精。

最后，由衷地希望每位读者能够轻松开启这把根植于《黄帝内经》的养肝宝匙，能够实实在在地开垦、播种及收获这本《图解养肝速查手册》。

编　者

2019年12月1日

目 录
Orders to Record

第 三 章

女性重保健，养肝是古训

第 四 章

避开生活中的那些伤肝事儿

第 五 章

养肝食物与食疗方

第 六 章

补肝护肝，经络养生最实用

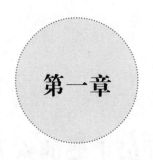

第一章

认识肝好养生

提起肝，或许身边的朋友很少有人能够说清楚肝的具体作用是什么？但是，如果说说与肝相关的成语，则可以说出很多，如"肝脑涂地""肝胆相照"等。古时候，人们把肝看得非常重要，其重要性同胆和大脑一样。现代医学也证明，肝是人体中新陈代谢最旺盛的器官，担负着极其重要而复杂的功能，如脂肪、糖类及蛋白质的代谢和储存，调节血液中各种物质的浓度，分泌胆汁，解毒等。所以，要彻底认识这个与我们的健康和生命力息息相关的器官。

了解肝最主要的六大功能

肝无疑是一个非常复杂的器官，绝大部分代谢过程的关键角色非它莫属，尤其是解毒。在此，我们来看看肝的主要功能有哪些。

代谢功能

食物中所含的各种营养物质，大多都是在肝中代谢。

肝细胞要把从消化系统吸收来的淀粉、糖类经过消化转变为葡萄糖，经肠道吸收后合成为肝糖，并储存于肝中，当身体需要糖类时，肝细胞又把肝糖分解成葡萄糖供给身体使用，所以，肝有调节血中葡萄糖浓度的功能。

食物中的蛋白质，经过肠道消化后产生氨基酸，氨基酸经过肝加工后，成为人体所需的蛋白质，也有部分氨基酸会被送往肌肉加以利用；而另一些没经处理的氨基酸则直接到达大肠，在肠内细菌的作用下产生氨气，这些氨气一般都对人体有害，它们再经由血液流入肝内静脉，并由肝转化成尿素，最后由肾排出体外。

肝也是人体血浆蛋白唯一的合成器官，可合成大部分的血浆蛋白，如白蛋白、球蛋白、凝血因子、特殊的运输蛋白及大部分的血浆脂蛋白，而肝对于脂肪的代谢能起到一定的活化作用。

分泌胆汁功能

在常人眼里，似乎只有胆囊才能分泌出胆汁，这是一种错误的认识。其实胆囊不会分泌胆汁，它只是储存胆汁而已，而分泌胆汁的器官

认识我们的肝

肝位于人体右上腹。由于被肋骨保护，健康人一般不易摸到。肝的重量约为1.5千克，是一个复杂的"化学工厂"。一般承担着调节血糖水平、解毒、产生热量、分泌胆汁等重任。

肝示意图

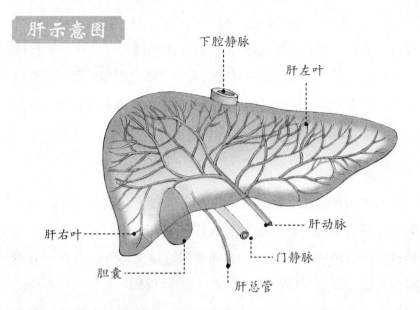

下腔静脉

肝左叶

肝动脉

门静脉

肝右叶

胆囊

肝总管

肝是如何排毒的

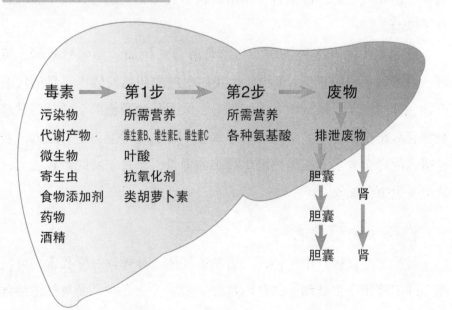

毒素 →	第1步 →	第2步 →	废物
污染物	所需营养	所需营养	
代谢产物	维生素B、维生素E、维生素C	各种氨基酸	排泄废物
微生物	叶酸		
寄生虫	抗氧化剂		胆囊
食物添加剂	类胡萝卜素		肾
药物		胆囊	
酒精		胆囊	肾

是肝。肝细胞不断地生成胆汁，分泌出的胆汁中往往含有胆红素、各种胆汁酸及电解质等物质，这些物质经过胆道输送到小肠内与食物混合，而食物中脂质的乳化与吸收往往要借助于胆汁酸的帮助。除此，胆汁酸还能促进脂溶性维生素A、维生素D、维生素E、维生素K的吸收。如果分泌系统缺乏胆汁，则平常吃进的脂肪约有40%会从粪便中排出，且伴随着脂溶性维生素吸收不良的问题。血液中衰老的红细胞被脾破坏后变成了废弃物，并经一连串的代谢形成"间接性胆红素"，这些间接性胆红素经肝细胞作用后，与葡萄糖醛酸结合成"结合型胆红素"，被胆管排入肠道，并随着粪便排出。少部分的胆红素重新被肠道吸收、送回肝，再次循环至肾，而由尿液排泄出。

解毒、排毒功能

我们摄入体内的药物、酒精，或自身的胆红素、荷尔蒙等，其中的有毒物质，随肝动脉、肝门静脉进入肝细胞，经过肝细胞解毒后，有的从肝静脉进入体内循环至肾，并随着尿液排出体外，有的则随胆汁进入胆道系统，再进入肠道，与粪便一起排到体外。

肝细胞内最重要的解毒方式是结合作用。各种有毒物质经肝细胞氧化、还原或水解，经结合作用后的物质大多失去活性，且中央静脉利于排泄。

肝细胞中还有多种物质参与结合解毒，例如：葡萄糖醛酸、硫酸、甘胺酸、乙酰辅酶A等物质。我们吃进的药物及体内正常的代谢产物，如胆红素、雌激素和睾固酮等，大多与葡萄糖肝动脉肝门脉醛酸结合后排出体外；酒精则在肝中氧化。肝的解毒能力是有限的，若是摄入的毒素太多，或体内产生过多的毒素，超过了肝的解毒能力，就会发生中毒现象。

防御及免疫功能

肝虽然不直接产生抗体，但会制造补体。补体含有穿孔素，可使细菌的细胞膜产生破洞，细菌因水分大量灌入而死亡，而与补体结合

胎儿期造血

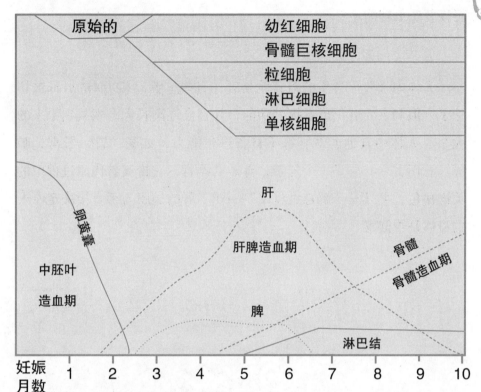

| 原始的 | 幼红细胞 |
| 骨髓巨核细胞 |
| 粒细胞 |
| 淋巴细胞 |
| 单核细胞 |

卵黄囊

肝

肝脾造血期

骨髓

骨髓造血期

中胚叶

造血期

脾

淋巴结

妊娠
月数　1　2　3　4　5　6　7　8　9　10

血细胞的生成始自卵黄囊的血岛，然后出现肝、脾等器官髓外造血最后转移至骨髓造血。胎儿期造血可分为三个阶段：中胚叶造血期，肝、脾造血期及骨髓造血期。胎儿期造血的三个阶段不是截然分割的，而是互相交错的

的细菌，也容易被吞噬细胞所吞噬。

肝内微小血管窦状隙壁上的库普弗细胞是一种巨噬细胞，能吞噬从肠道吸收来的有毒物质，不让毒素进入体循环，其功能与整个肝的解毒有密切的关系。

造血功能

胚胎（8~12周时）在母体孕育成长的过程中，肝是其造血器

官，等到胚胎长成人形后，造血的任务由骨体所取代。此后的肝虽然不再担负造血任务，但其仍具备这一功能，在某些病理状态下，肝仍可恢复造血功能。

再生功能

人体内唯一可再生的器官就是肝，有些患者，其90%的肝都被切除了，但剩余的肝仍可发挥其功能，并且会逐渐长大，恢复到原来的大小。人体内其他的器官都不具备再生能力，如肠、胃、子宫、肺等。总而言之，肝是一个复杂、奇妙的器官，它扮演着代谢过程中的关键角色，尤其是"解毒大将军"一职。肝的健康与否直接决定着人的身体是否健康。

2

肝为五脏六腑之贼的真正意义

临床中，我们经常可以听到"肝为五脏六腑之贼"（也可以说五脏之贼）的说法，为了更好地理解这句话的真正含义，我们要先来了解一下肝的生理功能。

肝藏血，能生养五脏六腑

肝为罢极之本，有贮藏血液、调节血量的功能，所以能耐受疲劳、抵御外邪。肝的藏血功能主要表现在以下三个方面。

1.贮藏血液 肝如同"血库"一般，能够贮藏一定的血液，以供人体活动所需，发挥其濡养脏腑组织、维持相应功能的作用。《灵枢·本

生后造血

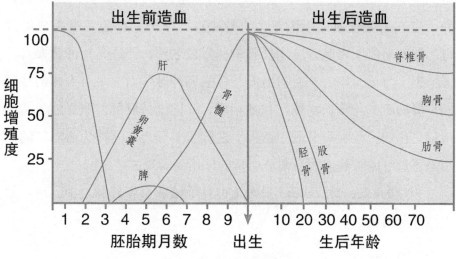

出生前造血　　出生后造血

细胞增殖度

100
75
50
25

卵黄囊
肝
脾
骨髓
脊椎骨
胸骨
肋骨
胫骨
股骨

1　2　3　4　5　6　7　8　9　　10 20 30 40 50 60 70

胚胎期月数　　出生　　生后年龄

出生后造血

骨髓造血

新生儿及5岁以内的小儿出生后造血主要限于骨髓，这个时期全身骨髓腔充满了具有造血功能的红髓，以满足生长发育的需要。5岁以后，随着生长发育减慢，长骨干中的红髓开始脂肪化并逐渐形成黄髓，而红髓相应减少，至18～20岁的红髓仅分布于扁骨、短骨及长骨的近心端

骨髓外造血

正常情况下，髓外造血甚少，仅限于脾、淋巴结生成淋巴及单核细胞，生后头几年，尤其是婴幼儿期，全身骨髓腔布满了红髓，加之造血功能尚未完善，代偿功能薄弱，故每当遇到感染或其他造血需要增加时，又呈现胎儿期的造血状态，这时出现肝、脾及淋巴结肿大，以及末梢血象出现有核红细胞和较幼稚的中性粒细胞，病因消除、贫血纠正后，骨髓外造血亦随之停止

神》提到："肝藏血，血舍魂。"《素问·五脏生成》亦云："故人卧血归于肝，肝受血而能视，足受血而能步，掌受血而能握，指受血而能摄。"

2.调节血量　肝除了藏有一定的血液之外，还具有依据机体之需，调节循环血量的作用：当机体处于安静休息或睡眠状态时，机体所需血量减少，部分血液回流入肝并贮藏起来，而当人体在工作或剧烈活动时，机体所需血量增加，血液则由肝输送到经脉，以供全身各组织器官所需，即如王冰在《黄帝内经素问》中所说："肝藏血，心行之。人动则血运于诸经，人静则血归于肝。何也？肝主血海故也。""血海"之名，除指任脉中一穴位之外，一般是指冲脉而言。《灵枢·海论》曰："冲为血海"，强调冲脉气血充足对人体的重要性。肝的疏泄与藏血功能，相辅相成，共同维持肝的贮藏血液与调节血量的作用，故又有"肝主血海"之称。实际上，"冲为血海"的作用是通过肝的贮藏血液、调节血量的作用而实现的。

3.收摄血液，防止出血　肝藏血能使血液收摄于经脉之中，不致溢出脉外而出血。

肝与五脏六腑之间的关系

人的生命活动，靠脏腑间的密切联系所构成的人体生理功能的整体性来维持。肝与其他脏腑、器官、经络密切相关。它们之间是相互联系、相互依存、相互制约和相互促进的。

肝与肾：肝与肾二者同源，相互滋养。肝之疏泄与调血的功能，往往得力于肾阴的滋助，肾阴（精）物质又需通过肝的疏泄而藏于肾。

肝与脾：脾的运化，必须通过肝的疏泄，反之，脾失健运，也会影响肝的疏泄。

肝与肺：肺主调全身之气，肝主调全身之血。肝向周身各处输送血液，依赖于肺的治节肃降，肝失调达气壅郁滞，反过来也会影响肺之治节肃降。

肝与心：主要是血液环流与血量调节的关系，心血不足则影响肝的调节，肝血不足也可影响心的功能。心主精神意识，肝主疏泄条达（情绪舒畅），精神与情绪也是相互影响的。

另外，肝与冲任二脉，从经络上就有连属关系，肝为藏血之脏，

五脏六腑五行学说

五脏六腑	主	藏	五行	方位	充	华	开窍	表里	色	味	嗅
肝	疏泄	魂	木	东	筋	爪	目	胆	青	酸	臊
心	血气	神	火	南	脉	面	舌	小肠	红	苦	焦
脾	运化	意	土	中	肌	唇	口	胃	黄	甘	香
肺	宣降	魄	金	西	皮	毛	鼻	大肠	白	辛	腥
肾	精髓	志	水	北	骨	发	耳	膀胱	黑	咸	腐

　　五行是依据中国数千年来实践经验归纳的由木、火、土、金、水为符号的五行理论，它深刻地描绘出人体器官之间的相关性，此为大自然的五行。五脏代表人体的五个脏器，它和五行的关系如上表

脏与腑之间的关系

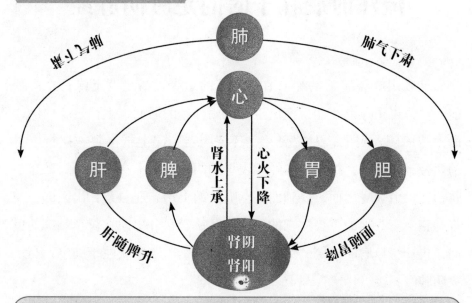

　　脏与腑的关系是阴阳表里的关系。脏属阴，为里；腑属阳，为表。脏腑之间通过经脉形成相互络属

9

冲为血海，任主胞宫，肝的功能正常，肝血充足，则血海满盈，月经能以时下。其他与六腑、器官、经络的关系，也都因与其相表里的五脏相关，而直接或间接地相互影响。

　　总之，肝为血脏，功能是贮藏和调节全身的血量。五脏六腑、四肢百骸，各器官组织都赖血以养；肝又能疏调气机，使之气血流畅、经络疏浚、脏腑功能调和、四肢关节健利、诸窍开阖正常，从而使整体机能健壮、精力充沛、情绪舒畅、耐受疲劳，以能抵御外邪。所以，肝能生养五脏六腑。

流注时辰在子时的足厥阴肝经

足厥阴肝经循行路线

　　足厥阴肝经起于足趾二节间丛毛的边缘，沿足背上缘行至内踝前一寸，再至踝上八寸，交出于足太阴脾经的后面，上行过膝内侧，沿大腿内侧入阴毛，左右交叉，环绕阴器，向上抵小腹，挟行于胃的两旁，联属肝，络于与本经相表里的胆腑，向上穿过膈膜，散布于胁肋，再沿喉咙后面，绕到面部至喉咙的上窍，连目系，出额部，与督脉相会于头顶的百会。它的一条支脉从目系分出向下行至颊部的里面，再环绕口唇的内侧。又一支脉，从肝别出穿膈膜注于肺中，与手太阴肺经相接。

本经腧穴主治肝胆病症、泌尿生殖系统、神经系统、眼科疾病和本经经脉所过部位的疾病。该经腧穴左右各14穴：大敦、行间、太冲、中封、蠡沟、中都、膝关、曲泉、阴包、足五里、阴廉、急脉、章门、期门。

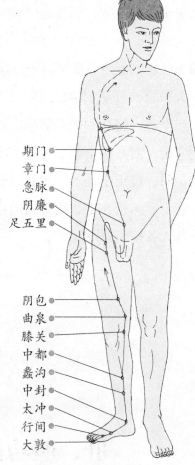

期门
章门
急脉
阴廉
足五里

阴包
曲泉
膝关
中都
蠡沟
中封
太冲
行间
大敦

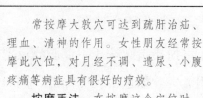

常按摩大敦穴可达到疏肝治疝、理血、清神的作用。女性朋友经常按摩此穴位，对月经不调、遗尿、小腹疼痛等病症具有很好的疗效。

按摩手法：在按摩这个穴位时，正坐垂足，抬起左腿将左脚放在椅子上，用左手握住左脚脚趾，四指在下，拇指在上，用拇指的指尖垂直掐按穴位，先左后右，两侧穴位每天各按压5分钟。

足厥阴肝经病变治疗

外邪侵犯本经发病时，病人表现为腰痛不能俯仰，男子患疝病，妇女患小腹部肿胀，病重为咽喉发干，面色灰暗无光泽。本经所主的肝发生病变，会出现胸中满闷、呕吐气逆、腹泻、狐疝、遗尿或小便不通等症状。上述病症可以通过按摩大敦穴来进行治疗。

大敦穴位于人体的足部，位置在踇趾里侧趾甲根边缘约2毫米处。按摩此穴位达到疏肝治疝、理血、清神的作用。女性朋友经常按摩此穴位，对月经不调、遗尿、小腹疼痛等病症具有很好的疗效。按摩穴位时，可正坐垂足，抬起左腿置右腿上，用左手握住左脚脚趾，四指在下，拇指在上，用拇指的指尖垂直掐按穴位，先左后右，两侧穴位每天各按压5分钟。

4

肝、胆功能自我检查

手部肝胆反射区

以拇指指腹按压手部胆囊反射区，如出现轻度压痛，则表明为慢性胆囊炎。如果出现胀痛点，同时在虎口处有明显的胀痛感，表明肝发生病变。如果指甲常嵌入肉里或呈勺形，或手指末端粗大，表明肝功能异常。如果小鱼际部出现红色且色泽发暗，此为肝掌，是肝硬化的表现。

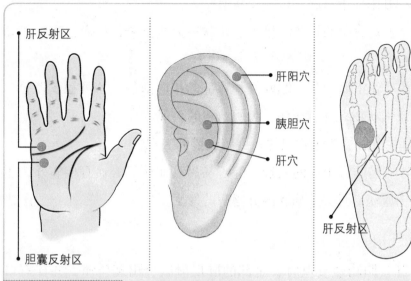

肝反射区

肝阳穴

胰胆穴

肝穴

胆囊反射区

肝反射区

手部肝胆反射区

以拇指指腹按压手部胆囊反射区，如出现轻度压痛，则表明为慢性胆囊炎。如果出现胀痛点，同时在虎口处有明显的胀痛感，表明肝发生病变。

如果指甲常嵌入肉里或呈勺形，或手指末端粗大，表明肝功能异常。如果小鱼际部出现红色且色泽发暗，此为肝掌，是肝硬化的表现。

耳部肝胆反射区

如果肝功能出现异常，肝穴处会呈现出点状或片状红晕，压痛感明显，肝阳穴下呈暗红色或片状增厚。

胰胆穴对应的耳背部呈点、片状充血或红晕，压痛，为胆部异常的表现。

在耳郭正面的胰、胆穴及耳背部的相应部位，若可触及隆起、结节或条索状物，并有压痛，则是胆结石的表现。

耳轮红肿，为上焦风热，肝胆火盛的表现。

耳鸣是肝肾阴虚的表现，除了易患高血压等心血管疾病外，还要警惕糖尿病、骨关节病和内分泌病的发生。

足部肝胆反射区

肝、胆功能衰退时，足部的肝反射区会出现压痛，并伴有口苦、下腹肿胀、抑郁、乏力、怕冷等症状。

趾甲动摇松脱为肝病血虚，紧扣嵌入肉里为肝气瘀滞的表现。

右扁平足者多有肝、胆囊疾病。

足底色青，多为肝郁气滞，瘀血、静脉曲张的表现。

耳部肝胆反射区

1.如果肝功能出现异常，肝穴处会呈现出点状或片状红晕，压痛感明显，肝阳穴下呈暗红色或片状增厚。

2.胰胆穴对应的耳背部呈点、片状充血或红晕，压痛，为胆部异常的表现。

3.在耳郭正面的胰、胆穴及耳背部的相应部位，若可触及隆起、结节或条索状物，并有压痛，为胆结石的表现。

4.耳轮红肿，为上焦风热、肝胆火盛的表现。

5.耳鸣是肝肾阴虚的表现，除了易患高血压等心血管疾病外，还要警惕糖尿病、骨关节病和内分泌病的发生。

足部肝胆反射区

1.肝、胆功能衰退时，足部的肝反射区会出现压痛，并伴有口苦、下腹肿胀、抑郁、乏力、怕冷等症状。

2.趾甲动摇松脱为肝病血虚，紧扣嵌入肉里为肝气瘀滞的表现。

3.右扁平足者多有肝、胆囊疾病。

4.足底色青，多为肝郁气滞、瘀血、静脉曲张的表现。

肝胆健康全息原理

肝的全息预测观

肝是人体魂魄所在之地，其外在表现于指甲及筋上，肝对应四时中的春季，与春气相通，具有少阳的升发之性。

肝在身体上对应的是筋，筋附着于骨头上，在关节处聚集，是联结关节、肌肉的一种组织。如果运动时感到无力，并且肢体不灵活，说明肝的血液不够充足，需要对其进行调养了。当肝的阴血不足时，还会出现手足震颤、肢体麻木等症状。

肝开窍于目，因为肝经联结眼睛，视力的好坏受到肝气的疏泄和肝血营养的影响，所以说，肝的功能是否正常，从眼睛上就可以看出来。目斜上视说明肝风内动，如果肝内阴血不足，两只眼睛就会干涩或者夜盲；肝热，就会出现眼睛红并且痒痛的症状，这时就需要治疗肝部的疾病了。

肝窍在眼睛，所以肝病就在泪上表现出来，眼泪有湿润眼睛给予保护的作用，如果肝阴血不足的话，眼泪分泌也会减少，要是肝经湿热，就会出现迎风流泪的症状，肝的外在症状还表现在手脚的指甲上，肝血的盛衰表现在指甲的色泽是否红润光泽。

最后来说一下肝主疏泄，阳气升发，在情志上对应怒，所以在生活中不要总是动怒，这样可以避免气血上逆而伤害肝。

肝反射区体现病症

1.脂肪肝：肝反射区发青、发暗或有斑，以及体质肥胖者，可能患有脂肪肝。

2.肝火旺盛：太阳穴和鼻梁这两个或其中一个部位有青春痘。

3.肝功能衰弱：太阳穴处有斑。

4.更年期：鼻梁高处有斑。

5.肝炎或肝硬化：太阳穴和鼻梁都有比较明显的斑并且脸色灰暗没有光泽，体质偏瘦。

6.乙型肝炎：眉中央有痣，眼球发黄，面色很黄。

7.癌或瘤：从鼻梁处到鼻头处发青。

胆反射区体现病症

1.胆部轻微炎症：此处有红血丝、青春痘，或晨起口中发苦。

2.胆囊炎：此处有斑，表明可能患有胆囊炎。

3.胆囊部位有问题：此处有竖褶子。

4.胆先天不足：此处有痣、痦子。

5.胆囊炎、胆结石：把右手放在右肋下，即胆的部位，用左手握拳打右手背，此处疼痛，则表明患胆囊炎；如果刺痛，则可能是胆结石。

肝区反射区

反射区位置

反射区在鼻梁中段，也就是鼻梁最高处及两眉1/2处至太阳穴以上、额头1/3以下的部位。

① ② ———— 肝区 ————

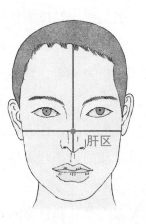

肝区

重点诊断

脂肪肝：这两个部位发青、发暗或有斑，以及体质肥胖者，可能患有脂肪肝。

肝火旺盛：这两个或其中一个部位有青春痘。

肝功能衰弱：太阳穴处有斑。

更年期：鼻梁高处有斑。

肝炎或者肝硬化：这两处都有比较明显的斑并且脸色灰暗没有光泽，体质偏瘦。

乙型肝炎：眉中央有痣，眼球发黄，面色很黄。

癌或瘤：从鼻梁处到鼻头处发青。

胆区反射区

反射区位置

反射区域在鼻梁高处的外侧部位，即肝区的外侧。

① ② ———— 胆区 ————

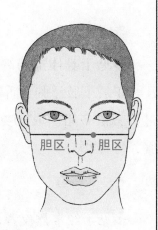

胆区　胆区

重点诊断

胆部轻微炎症：此处有红血丝、青春痘，或晨起口中发苦。

胆囊炎：此处有斑，表明可能患有胆囊炎。

胆囊部位有问题：此处有竖褶子。

胆先天不足：此处有痣、瘊子。

胆囊炎、胆结石：把右手放在右肋下，即胆的部位，用左手握拳打右手背，此处疼痛，则表明患胆囊炎；如果刺痛，则可能是胆结石。

6

木行人要养肝胆

五行之木对应人体的肝部，而肝与胆相表里，这就表明木行人养生一定要注意肝和胆，再有就是四肢和筋骨。木行人如果摄取营养不协调，失去平衡，就会患肝胆、四肢、关节、眼和神经方面的疾病。所以说，木行人一定要注意养肝疏胆。

我们知道，在五行的相生相克中，金克木，木克土，所以说肝木如果过旺的话，则需要利用"金"和"土"这两种性情的食物来进行克制，而与"金"和"土"相对应的五味分别是辛和甘，所以在饮食上要多吃辛辣和甘甜的食品，如葱、姜、蒜、辣椒、大米、糯米、扁豆、黄豆、胡萝卜、红薯、土豆、南瓜等，可以根据自己的口味进行选择，多食为佳。

下面先来说说肝病如何保养。中医学认为，除了饮酒、情绪低落和过度食用肥甘厚味的食物等可能会引起肝功能发生改变外，体质也是一个重要方面，不同体质有不同的调整策略。

脾虚气弱

多见于身体虚弱缺少锻炼者，有面色苍白无华、动则气短出汗、午后下肢浮肿、舌淡苔白等症状。用等量的黄芪、茯苓，磨粉过筛去渣备用。取60克大米熬粥，起锅前加入15克药粉，搅匀即服，每日2次。

肝阴亏损

多见于经常熬夜者，有形体瘦弱、睡觉出汗、胁肋隐痛、舌红少苔等症状。用北沙参、麦冬、酸枣仁等量，加水熬煎1小时以上，

图解展示 木行人养生重点养肝疏胆

五行之木与人体肝部相对应，而且肝与胆互为表里，以此表明木行人养生一定要注意肝和胆及四肢和筋骨。

木行人特点

→ 对于时令的适应，能耐春夏，不耐秋冬，所以秋冬时节容易受到外邪的侵袭而患病。

→ 木行人气血比较旺盛，偏肝郁气滞，要对肝胆器官格外关照，其次是筋骨和四肢。如果体内营养失衡，较易患肝、胆、头、四肢、关节、眼、神经等方面的疾病。

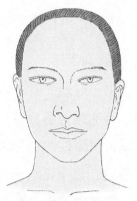

木行人的不同体质

脾虚气弱

身体虚弱缺少锻炼，面色苍白无华、动则气短出汗、午后下肢浮肿、舌淡苔白等症状。

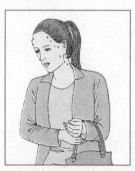

肝阴亏损

经常熬夜，形体瘦弱、睡觉出汗、胁肋隐痛、舌红少苔等症状。

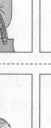

肝胆湿热

多为长期饮酒及喜食肥甘者，有面色灰黄、体乏喜卧、尿液浑浊、舌有黄厚苔等症状。

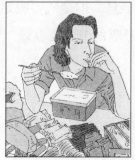

气郁食积

多见于好动气而影响肝脾功能者，有胸胁胀痛、胃中不适、大便不爽、舌有腻苔等症状。

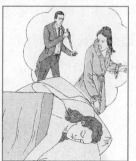

滤渣留汁，再熬浓缩，加冰糖熬成能流动之膏状，冷却后放入冰箱备用。每次服10毫升，每日3次。

肝胆湿热

多为长期饮酒及喜食肥甘者，有面色灰黄、体乏喜卧、尿液浑浊、舌有黄厚苔等症状。用鱼腥草30克、茵陈5克煎水去渣留汁，汁中放入去壳鸭蛋1个，煮熟即可吃蛋喝汤，每日1次。

气郁食积

多见于好动气而影响肝脾功能者，有胸胁胀痛、胃中不适、大便不爽、舌有腻苔等症状。将佛手片、砂仁等量研磨成粉过筛，每次3克，下入用鲫鱼1～2条熬成的汤中，搅匀即可服用，每日1～2次。

除此，蔬菜富含营养物质，对乙型肝炎病人大有裨益，可常食用之。蔬菜中不仅含有丰富的维生素，而且含有大量的纤维素、木质素、果酸、无机盐等，这些物质是乙型肝炎病人在恢复过程中必不可少的营养成分。另外，肝功能偏弱者可每天坚持做一两次腹式呼吸，每次20～30分钟，可以有效防治肝下垂，有利于肝休息。

腹式呼吸注意事项

1.呼吸时用鼻子而不是嘴。

2.呼吸时要缓慢而且深长。

3.深吸气（肚子鼓起）3～5秒，屏住呼吸1秒；再慢慢地呼气（肚子缩回）3～5秒，屏住呼吸1秒。一吸一呼大概15秒。

4.如果身体素质不好，则不必屏息，但是气要吸足；如果身体素质不错，可以适当延长屏息时间，呼吸的节奏要放慢。

5.练习到身体微微出汗即可。

图解展示 腹式呼吸可以养肝

木行人要注意肝的养护，可以每天坚持做一两次腹式呼吸，每次20～30分钟，可有效防治肝下垂，有利于肝休息。

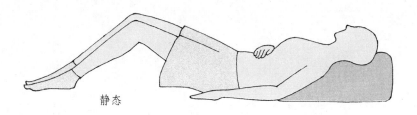

静态

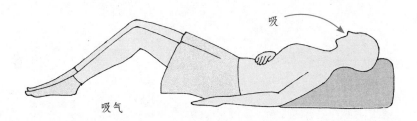

吸

吸气

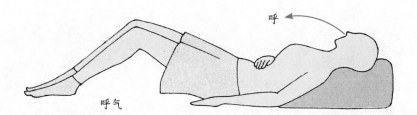

呼

呼气

腹式呼吸注意事项

➡ 呼吸时用鼻子而不是嘴。

➡ 呼吸时要缓慢而且深长。

➡ 深吸气（肚子鼓起）3～5秒，屏住呼吸1秒；再慢慢地呼气（肚子缩回）3～5秒，屏住呼吸1秒。一吸一呼大概15秒。

➡ 如果身体素质不好，则不必屏息，但是气要吸足；如果身体素质不错，可以适当延长屏息时间，呼吸的节奏要放慢。

➡ 练习到身体微微出汗即可。

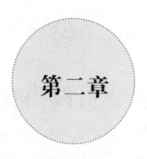

第二章

藏在时间里的养肝经

在《黄帝内经》中，有一条十分重要的养生原则——时辰养生。本书正是根植于《黄帝内经》这片肥沃的养生知识土壤中生成的时辰健康养生之树。人体内有一种无形的"时钟"——生物钟，它在人体内控制着时间、空间发生发展的质和量，一般来说，生物钟都是很准确的。在适当的时候，它会告诉人们应该做什么，不应该做什么。如果人们能够按照生物钟的忠告规律地生活，身体就会健康，精神也会振奋，工作、学习效率就会提高；反之，如果人们的作息违背生物钟的发展规律，就会导致生物钟紊乱，而产生各种不适与疾病。接下来重点讲解一下十二时辰中丑时及春季的养肝秘诀。

子时阴降阳升，肝经当令，养肝藏血

据《黄帝内经》记载："夜半为阴陇，夜半后而为阴衰。"就是说在半夜阴气由盛转衰，阳气由弱渐强，阴阳交替之时，新一轮循环也开始了。此时，通过睡觉能助养阳气升发的力量。如果此时睡觉的时间耽误了，将会后患无穷。子时，一般情况下人们都在睡觉。人体睡觉时，并不代表身体停止了工作。那么体内谁在工作呢？是足少阳胆经。

对于人体来说，丑时的特点是肝胆交接。中医学认为，肝主藏血，血润于筋。因此，一旦人体储血不足，就会出现头昏乏力的症状，韧带和肌腱也往往缺乏弹性。

白居易有一首名为《醉酒》的诗，其中提到"黄鸡丑时鸣"的现象。"丑时"是指凌晨1~3点。在丑时这个阶段，子时开始升发的阳气还在继续升发，子时开始衰退的阴气还在继续衰退。不过，中医学养生理论认为，阳气的升发并非随心所欲、毫无限制。因此，必须有所收敛，不可能升而不降。传统文化中，人们习惯用"丑牛"来揭示丑时升中有降的现象。在甲骨文中，"丑"的形象酷似被勒住的手，表示约束之意。在十二生肖中，"牛"堪称最温和、最有力的动物，无论是耕地还是拉车，都少不了它。

丑时，肝经开始接替胆经进入工作状态。肝主管的是全身气血的运行。关于这一点，可从《黄帝内经》中的"人动血运于诸经，人静血归于肝"得到验证。当人体处于运动状态时，机体对血液的需求量迅速增加。为了确保机体所需要的能量，肝就排出储藏的血液，气血便在经络上运行。当人体处于静养状态时，机体所需要的血量就显著

图解展示 子时阴降阳升，肝经当令，养肝藏血

丑时，体内的阳气在不断地升发，阴气逐渐下降，此时肝经当值。此时要保证睡眠，以养肝藏血，而肝为人体中的"血库"，"血库"充盈，肝的疏汇功能正常，则我们的身体才能取之不尽，用之不竭。

人动血归于脉，人静血归于肝

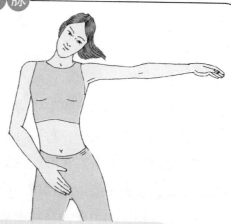

人动血归于脉

人体在运动时，机体所需要的血量增加，肝为供应机体所需排出其所储藏的血液，气血动行于诸脉之上。

"丑时"是指凌晨1-3点。在丑时这个阶段，子时开始升发的阳气还在继续升发，子时开始衰退的阴气还在继续衰退

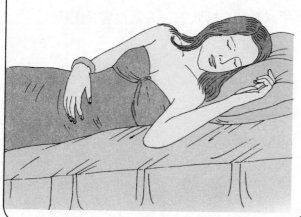

人体处于休眠状态时，情绪稳定，机体处于静止状态，所需的血量较少，大量的血液储藏于肝内。

人静血归于肝

减少，大量血液便自然储藏于肝。因此，肝具有储藏血液、调节血量的特殊功效。人在休息时机体回归于静止状态，气血便会储藏于肝。从这个意义上说，肝恰似一个血液储存库。同时，肝不仅藏血，还主筋。这里所谓的"筋"是指具有弹性的韧带、肌腱等。筋要想保持足够的弹性就需要得到大量血液的滋润。由此可见，筋的状况直接与肝有关。

此外，众所周知，肝还有排毒的功效，堪称人体最大的解毒器官。实际上，人体每天都会接触甚至摄入不少有毒物质，形成人体内部垃圾。这些含有毒素的垃圾如果不能及时清理，就会在人体内为非作歹，严重威胁身体健康。那么，肝是如何将这些含有毒素的垃圾清理出去的呢？首先，肝会对这些有毒物质进行分解，无论这些有毒物质是由身体哪个部位制造或吸收的，然后，肝会将分解后形成的无害物质分泌到胆汁或血液中，再通过胆汁或血液排出。这个过程看似简单，实际上却异常复杂。在肝解毒的过程中，充足的气血提供了人体所需的能量，起到了关键的作用。肝工作一天之后，同样需要有一个新陈代谢的过程，用再生的新鲜血液逐渐淘汰陈旧的血液。丑时，气血流经肝，进行的正是这种新陈代谢工作。如果此时还不休息，人体的血液就会不停地在经脉上运行，导致无法回归肝进行代谢。打个比方，肝就像人体的血液银行，可以随时支取，但也需要随时存入。如果天天透支，使肝长期处于高负荷运转状态，人就很容易生病。

肝被视为人体的"排毒化工厂"，其运转主要是借助于一些生物催化剂的作用，一方面它可以消除体内一些有毒物质的毒性，将它们转化为一些溶解度较大的物质然后排入肾和胆囊，最后与胆汁及尿液一起排出体外；另一方面，它可以对摄入的食物进行处理，将它们转化为一些容易被人体"接纳"的有益物质。肝内的一些吞噬细胞可以吃掉人体循环中衰老的红细胞等微粒物质，起到防御的作用。

肝细胞

　　在排毒战争中，肝细胞犹如勇士一般纷纷投入战役，可吞噬人体的病原微生物，并且清扫、分解其他废物。

肝所输送的血液

　　肝会将分解后形成的无害物质分泌到胆汁或血液中。血液具有运输的功能，避免毒素在肠道内堆积。同时可以把氧气和营养物质运送到身体的每个部分，保证身体高效运行。

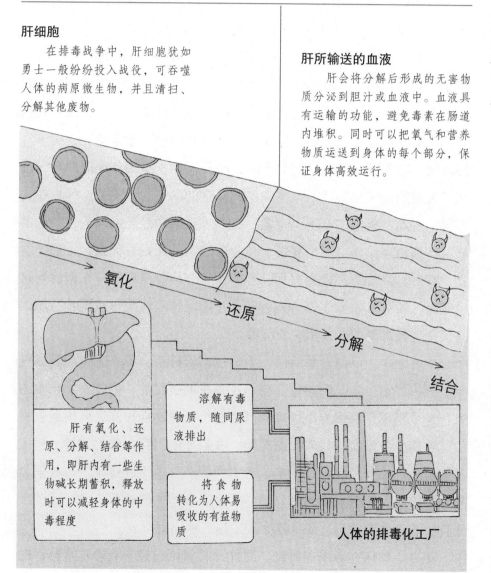

氧化　还原　分解　结合

肝有氧化、还原、分解、结合等作用，即肝内有一些生物碱长期蓄积，释放时可以减轻身体的中毒程度

溶解有毒物质，随同尿液排出

将食物转化为人体易吸收的有益物质

人体的排毒化工厂

丑时如初春，深睡即养肝

中医学认为，肝为魂居之所，其荣华往往显露在爪甲上，有生养血气的功效，"其味酸，其色苍青，为阳中之少阳，与春气相通"。因此，从四季养生的角度来看，养肝的最好季节是春季。

春季养生的重点是养肝。五行之中，肝为木，与春天的升发之气相合。在一天的十二时辰中，丑时恰似初春。丑时如能进入深度睡眠状态，就可明显地促进肝血的正常代谢。冬天结束之后，大地开始回暖，万物逐渐复苏，但初春时节，人们却普遍感觉非常疲乏，头脑昏昏沉沉，似乎还未睡醒。究其原因，是人体为了抵御冬季的严寒，消耗了大量的阳气。所以，人体在冬天储存的阳气普遍偏低，气血往往不足，进而产生了"春困"现象。按照《黄帝内经》的理论，人体的阳气严格地遵循着"春生夏长，秋收冬藏"的原则。因此，人们的饮食、睡眠、活动等都应遵循大自然的固有节奏。只有顺应东南西北这"四时"及金木水火土这"五行"，才能促使人体与自然同步共振，这就是古人常说的天人相应的境界。

五脏之中，肝与春季对应，主升发，恰好符合春季生机勃勃的气象。五行之中，木与肝对应。树木在春季抽枝发芽，为夏季、秋季结果打好了基础。春季养生应以养肝为主。肝的功能很多，其中最重要的是调节全身气血。只有气血充足，脏腑才能得到足够的滋养，机体才能增强抗疲劳的能力。当然，春季中的肝气也不宜过旺。否则就会导致脾胃湿困，进而出现脾胃运转失常。人体中气严重不足，疲劳、头昏、眼花之类的不适症状就会接二连三地出现。

那么，如何在春季养肝呢？对此，《黄帝内经》有着非常精深的

中医中较为著名的"藏（脏）象"学说，即指藏于体内的内脏，象征表现于外的生理、病理现象。藏象包括各个内脏实体及其生理活动和病理变化表现于外的各种征象。

五脏呈现在面部的变化

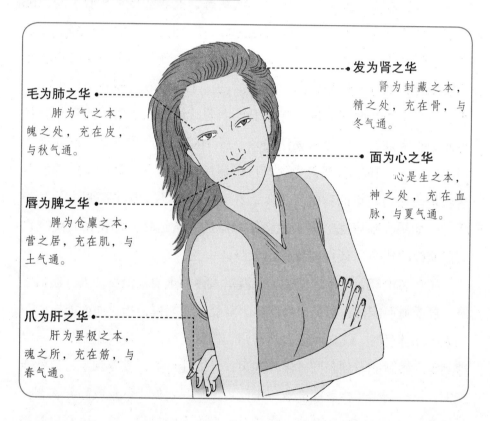

毛为肺之华
　　肺为气之本，魄之处，充在皮，与秋气通。

唇为脾之华
　　脾为仓廪之本，营之居，充在肌，与土气通。

爪为肝之华
　　肝为罢极之本，魂之所，充在筋，与春气通。

发为肾之华
　　肾为封藏之本，精之处，充在骨，与冬气通。

面为心之华
　　心是生之本，神之处，充在血脉，与夏气通。

论述："春三月，此谓发陈，天地俱生，万物以荣，夜卧早起，广步于庭，被发缓形，以使志生，生而勿杀，予而勿夺，赏而勿罚，此春气之应，养生之道也。逆之则伤肝。"也就是说，春天是阳气升发的季节，满眼都是欣欣向荣的景象，这主要源于冬季的休养生息。要想进一步滋养生机，就应早睡早起。如有条件，不妨在早晨披头散发，身穿宽松的服装，在庭院里悠闲地散散步，使形体舒展、精神愉悦。此时切忌产生任何生杀的念头和其他各种不良想法，从而达到人与自然和谐相处的理想境界。

前面说过，春季的养生重点是养肝。正所谓："丑时如春，肝经当令。"在丑时，气血会自然流经肝，这正是肝血新陈代谢、肝自我修复的最佳时辰。如能进入深度睡眠状态，就非常有利于肝血的新陈代谢。从某种意义上来说，睡得越深沉，肝的代谢效率就越高。如果丑时不注意休息，还在没完没了地工作，肝血就只好不停地输出能量予以配合，维持人体基本的思维与活动。于是，气血便在经脉上不停地运行，无法及时回流肝，导致肝的新陈代谢严重失常。由于新陈代谢无法正常进行，肝血就无法更新，肝功能就会严重受损。肝功能失常之后，工作和生活都会受到严重影响。由此可见，最简单的养肝办法就是确保高质量的睡眠。另外，在睡前最好不要从事高强度的脑力活动。如果大脑思虑过多，也会影响肝的正常运转。即使按时睡眠也会影响睡眠质量，还可能导致白天身体疲乏。

《黄帝内经》生动地论述了血液对人体的重要价值："人卧血归于肝。肝受血而能视，足受血而能步，掌受血而能握，指受血而能摄。"当人卧床休息时，气血就会自然回归、储藏于肝。一旦气血充足了，滋养到眼，眼就能看到东西；滋养到足，足就能行走；滋养到掌，掌就能把握；滋养到指，指就能抓取。由此可见，只要处于休息或静养状态，身体自然放松，气血就会自动完成其更新再生的过程。这与民间一些修炼门派所强调的"归元法"有异曲同工之妙。其实，养肝不一定局限于夜晚，白天同样可以抽空卧床，小睡一会儿，效果也很好。有些人在晚上进餐之后习惯稍稍休息一下，这种做法有助于肝得到必要的休息，及时消除疲劳。按照养生的研究成果和实践体会，最好在子时之前进入睡眠状态，让肝胆得到最好的休养。只要肝气充足，人的思维就会敏捷，反应自然更加灵敏，工作效率也会显著提高。否则就会反应迟钝、效率

长时间用眼，需要消耗大量的肝血，肝血得不到及时补充，就会伤及我们的身体。经常闭闭眼也可以养肝。

用眼过度，等于消耗肝血

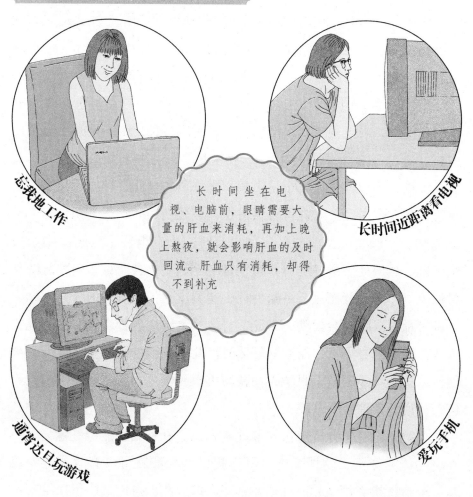

忘我地工作

长时间近距离看电视

长时间坐在电视、电脑前，眼睛需要大量的肝血来消耗，再加上晚上熬夜，就会影响肝血的及时回流。肝血只有消耗，却得不到补充

通宵达旦玩游戏

爱玩手机

低下。所谓"将军之官，谋虑出焉"，正说明思维与肝是息息相关、密不可分的。

养肝也需要注重饮食，不妨多喝些鸡汤。五禽中鸡对应肝，鸡汤具有非常好的养肝效果。

养眼先养肝，肝亏眼无神

人体器官都有一定的使用限度。如果长时间用眼，就会消耗大量的肝血。一旦肝血得不到正常而及时的补充，就会损伤身体、危害健康。实践证明，闭目不仅可以养神，而且也可以养肝。

现代社会，电视、电脑、手机的普及为我们提供了丰富多彩的生活。但是，看电视或使用电脑、手机时间过长，眼睛就必然会出现模糊、干涩等症状。久而久之，原本正常的视力也会每况愈下。其实，模糊、干涩这些症状正是眼睛不堪重负的预兆，理应引起高度的重视。《黄帝内经》对此说得很清楚："久视伤肝，久坐伤骨。"前面提到，"肝受血而能视"。如果长时间坐在电视、电脑前用眼过度，就必然消耗大量的肝血。特别是晚上熬夜，会严重影响肝血的及时回流。于是，肝血只会不断消耗，却得不到任何有效的补充。作为一种警示，眼睛就会模糊、干涩，身体就会出现各种症状。这就说明身体已经达到临界点，需要好好休息。此时如能卧床休息，血液就会回流，持续滋养眼睛，眼睛的功能便可得到恢复。所谓"养眼必先养肝"，说的正是这个道理。

《黄帝内经》分析道："肝气通于目，肝和则目能辨五色矣。"在肝功能完全正常的情况下，肝所提供的血液就可以有效地滋养眼睛，眼睛就能清晰地分辨各种颜色。所以，我们可以从中得出结论：如果双眼顾盼有神，就说明肝血充足；如果双眼呆滞无神，就说明肝血亏损。所谓"老花眼""老花镜"，字面上都与"老"有关。实际上，这个"老"主要还是指生理年龄，而非日历年龄。随着年龄的增长，又不注重养生，或养生不得其法，肝血就会逐渐亏损。眼睛得

中医学认为，肝主目，亦开窍于目。所谓"窍"，相当于通道。这个说法很形象：肝的功能恰似一个阀门，眼睛的睁与闭就好比阀门的开与关。

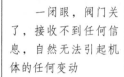

一闭眼，阀门关了，接收不到任何信息，自然无法引起机体的任何变动

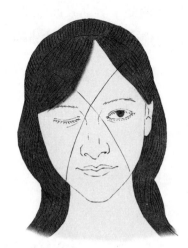

一睁眼，阀门开了，气血开始运化，心动之后就开始思维

不到充足肝血的滋养，肯定就会老眼昏花。但如果注意养生且养生得法，即使年龄很大，也完全可能双眼有神，精神矍铄。

中医学认为，肝主目，也开窍于目。所谓"窍"，相当于通道。这个说法很形象：肝的功能恰似一个阀门，眼睛的睁与闭就好比阀门的开与关。一睁眼，阀门开了，气血开始运化，心动之后就开始思维；一闭眼，阀门关了，接收不到任何信息，自然无法引起机体的任何变动。从养生的角度来讲，每次集中用眼1个小时，就应闭目养神，或者远望一会儿，给双眼充分的休息时间。否则，过度用眼，危害不堪设想。

按摩颈部

将手掌放在颈部，上下或左右来回搓动3～5分钟，至有微热感为止，这样可以起到促进颈部血液循环的功效。颈部血液循环正常，上升到头部的气血就会增多，而头部的供血又直接影响到眼睛。因此搓热颈部对于改善眼睛及整个大脑的供血都是有好处的。

推搓两胁法

将双手按于腋下肋骨间隙，推搓至胸前，至两手交叉时返回。如此反复推搓30次。两胁指两侧下胸肋及肋缘部，为肝、胆、胰所居之处，经常推搓此处，可起到增强肝功能、养肝护肝的效果。

有火何须忍，适度即养生

从某种意义上讲，肝并无补法，而只有破法。既然怒则伤肝，一旦郁积就会伤及健康。因此，有火何须忍，只要及时、适度地破掉就行了。有一种误解，以为有气不发是有涵养的表现，也对身体有益。其实，有火不发，百般忍耐，反而对身体不利。所谓抑郁成疾，说的就是这个道理。

人生在世，不如意者十之八九。因此，怎么可能不会遇到生气的事呢？在家里，孩子不听话，老人爱唠叨，夫妻有争执；在单位，工作压力大，领导瞎批评，待遇不理想；在社会，办事遇推诿，出行不顺利，环境受污染。诸如此类的事情，都是生气的导火索。有些人一旦遇到不如意的事情就会面红耳赤、声嘶力竭，严重者还会头晕目眩、胸闷腹痛。究其原因，主要是肝气上逆，无处发泄，进而积聚成满腔的怒火，最终伤及肝、危害健康。

《黄帝内经》说："怒伤肝，喜伤心，思伤脾，悲伤肺，恐伤肾。"意思是说，过度的喜怒哀乐都对身体健康不利。以"怒伤肝"

闭目养神，补肝血

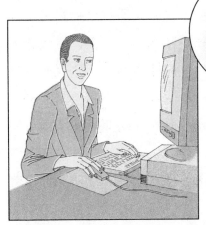

每次集中用眼1个小时，就要闭目养神，也可以远望一会儿。对于上班族来说，午休时间，是给双眼充分休息的最佳时间。

按摩颈部

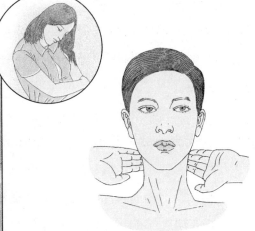

将手掌放在颈部，上下或左右来回搓动3～5分钟，至有微热感为止，这样可以起到促进颈部血液循环的功效。

推搓两肋

双手按于腋下肋骨间隙，推搓至胸前，至两手交叉时返回。如此反复推搓30次

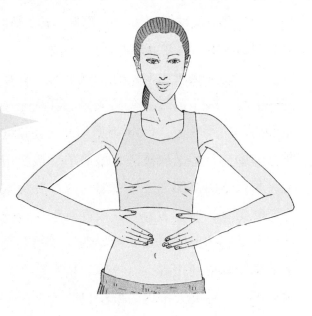

为例，肝的主要功能是疏泄理气。人一旦发怒，往往肝气上逆，血也随之上溢，对肝的伤害极大。对于这种情况，需要掌握两个原则：一是尽量不发怒；二是一旦发怒，要适度宣泄，不宣泄或大发雷霆式地宣泄都会损害肝功能。

《三国演义》中"诸葛亮三气周瑜"的故事家喻户晓、尽人皆知。诸葛亮之所以能智破周瑜，关键在于攻心。通过以荆州为主的几件事，促使周瑜因气而怒，因怒伤肝，肝血随之上逆，导致急火攻心。周瑜悲叹"既生瑜，何生亮"后，便吐血而亡。这就充分证明，真正气死周瑜的并不是诸葛亮，而是他自己。心胸狭窄，又不懂得适度宣泄，最终落得一个因怒伤肝、血损气伤而死的结局，实在令人惋惜。

无独有偶，在《黄帝内经》中也提到了"大怒则形气绝，而血菀于上，使人薄厥"的说法。意思是说，人在大怒之后所导致的后果是根本无法控制的，其危害也难以估量。肝一旦失去正常的疏泄功能，肝气便会在人体内部四处瞎闯：如果肝气犯脾，就会导致脾失运化，于是腹胀难忍；如果肝气犯胃，就会导致呃逆现象，不仅吃不下东西，而且还会导致吐血。由此可见，养肝护肝的关键是不生气。一旦生气，也要适度发泄，切忌走极端，或者暴怒失控，或者抑郁隐忍，必然损伤身体，给健康带来无妄之灾。

有些女性比较内向，有什么事情总藏在心里。一旦生气，总是憋在心里，爱生闷气。久而久之，肝气无法正常宣泄，便通过肝经走两胁，殃及乳房，严重者便会出现乳腺增生。肝一旦受损，是很难补救的，只能采取破法，最简单、最实用的办法就是哭。借助哭泣，将人体内部郁结之气宣泄出来。肝为木，有升发之象，在志为怒；肺为金，在志为悲。按照五行生克理论，金克木，悲克怒。实际上，适度的哭泣也是一种特殊的"排毒大法"，哭得顺畅了，心中的郁闷就得到化解，对身体的伤害就会大大减低。当然，哭泣必须适度，那种哭天抢地的做法只会适得其反。从气机升降运行的角

怒本是人的正常情志活动，适当地发怒可以宣泄心情，但是过度发怒就会损伤身体。

适度发泄不伤肝

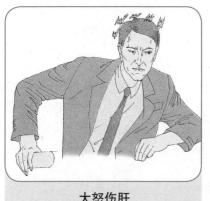

大怒伤肝

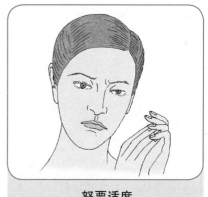

怒要适度

肝失疏泄　→　肝气在体内乱窜

人在发怒的时候，如果时间过久，就会引起肝部出现疾病。

肝气犯脾，脾失运化，会产生腹胀

肝气犯胃，会出现呃逆，吃不下食物，严重者会导致吐血

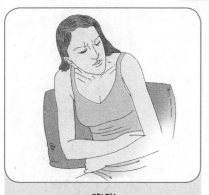

腹胀

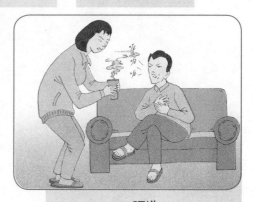

呃逆

图解展示 爱生闷气、肝气抑郁则气逆

对于一些性格内向的人，当遇到烦心事时，动不动就一句话不说，总闷在心里。其实，常生闷气的人，其肝气也无法正常宣泄，最终会通过肝经走两胁，殃及乳房，严重者便会出现乳腺增生。

久生闷气，肝气郁结

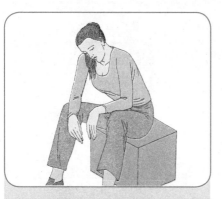

性格内向的人一旦生气，总是爱生闷气。久而久之，肝气就无法正常宣泄，便通过肝经走两胁，殃及乳房，严重者便会出现乳腺增生

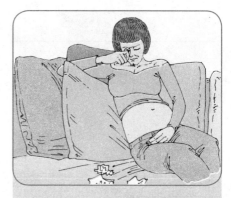

肝一旦受损是很难补救的，只能采取破法，最简单、最实用的办法就是哭。借助哭泣，将人体内部郁结之气宣泄出来

以"悲"治"怒"

中医学理论，怒为肝志，悲为肺志，而肝属木，肺属金，因金能克木，所以可用"悲"来治疗各种由"怒"引起的疾患

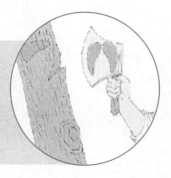

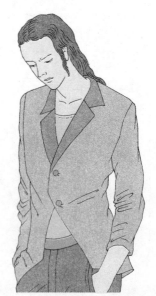

度来分析，肝气理应通达。肝气顺柔则血和，肝气抑郁则气逆。一股怒火憋在体内，对身体的伤害可想而知。所以，平时应多注意修养，尽量少生气；一旦生气，既不要雷霆暴怒，也不要一味隐忍，适度宣泄反而有助于养生。

养肝不繁难，重在持恒间

从本质上讲，养肝之道并不繁难，关键在于持之以恒。下面介绍的是养肝的一些注意事项，看似简单，但若能长期坚持，就能起到很好的效果。

坚持适度户外锻炼

对于保肝护肝来讲，适度的户外锻炼是非常有益的，可以促进气血循环，加快新陈代谢，有利于及时疏通肝气，避免肝气郁结。

保持积极的心态

日常待人处事，应尽量心平气和，乐观开朗。否则，处于消极心态的笼罩之下，再好的良药、妙法也无济于事。

切忌饮酒过量

肝具有解毒功能，但它对于乙醇的代谢能力还是有限的。医学研究证实，体重为60千克的成年人每天最多可代谢60度的白酒100毫升。一旦超过这一指标，就会严重损害肝的正常功能。

饮食必须规律

肝是人体最大的腺体，无论是代谢、解毒，还是凝血、免疫，都在其中起着非常关键的作用。因此，肝也被人们誉为人体内的"化工厂"。如果暴饮暴食或经常忍饥挨饿，都会导致肝功能障碍。在日常饮食中三餐要尽量均衡。

保证足够的饮水量

要养成良好的习惯，像吃饭一样，定时定量地饮水。这样做可促进人体血液循环，增强肝细胞的活力，及时排出人体内部的废物。

避免接触有毒药物

生活中应尽量避免接触各种有毒物质。如不慎接触，要及时就医。在选用药品时，尽量不要选择损害肝的药物。经研究证实，身体接触铅、汞、砷、苯等有毒物质，或经常服用某些药物（如镇静药等），都会造成肝细胞坏死、肝功能严重受损。

要长寿，就从护肝着手

护　肝　大　法

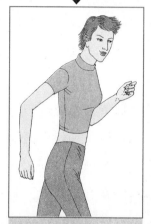

户外锻炼要持久，保持心情很重要

　　锻炼可以促进气体交换和血液循环，有利于肝气疏通

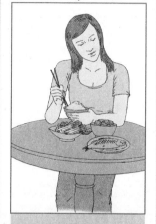

饮食要有规律

　　肝是人体最大的消化器官，暴饮暴食或经常挨饿都会引起肝功能障碍

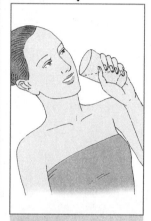

饮足量的水

　　每天定量地补水可增强血液循环，有利于养肝和废物的排出

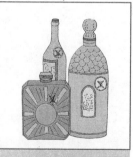

不能过度饮酒

　　肝对乙醇的代谢能力有限，过度饮酒会危害肝

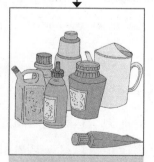

避免与有毒药物接触

　　如铅、汞、砷及某些药物，都可造成肝细胞不同程度的坏死

春季养肝，助阳升发，激发生命原动力

《黄帝内经》中说："春三月，此谓发陈，天地仅生，万物以荣，夜卧早起，广步于庭，被发缓形，以使志生，生而勿杀，予而勿夺，赏而勿罚，此春气之应，养生之道也。逆之则伤肝，夏为寒变，奉长者少。"

春天的三个月（立春至春分），可以称为承上启下、吐故纳新的时节，此时天地自然的升发之气都已经萌生，万物可谓是一片生机勃勃的景象。结合天人相应的论述，在这个季节，人体的经气分别运行于肝、胆、脾、胃，如果以上脏腑素有旧疾，则可能在春季复发，所以可以常常做到以下防备来保健身体。

作为一年的开始，立春是天地气机转换的重要节令。能看到鸭子戏水，一派"春江水暖鸭先知"的景象，也能看到垂柳随风摆动，一派"嫩如金色软如丝"的景象，更能看到泥土中跃跃欲试的小草，正等待着在春风中展现婀娜多姿的画面。与大自然升发的春气相呼应，人们在养生保健上也要扶阳气、助升发，与之前的冬季闭藏区别对待。

扶阳气、助升发

《黄帝内经·素问》记载"阳者卫外而为固也"，就是指人体有抵御外邪的能力，这种能力就是阳气。阳气好比人体的卫兵，它们分布在肌肤表层负责抵制一切外邪，保卫人体的安全。它由受于父母的先天之气和后天的呼吸之气，以及脾胃运化而来的水谷之气结合而成，具有温养全身组织、维护脏腑功能的作用。如果体内阳气不足，就会出现生理活动减弱和衰退，导致身体御寒能力下降。

中医学认为，肝为魂居之所，其荣华往往显露在爪甲上，有生养血气的功效，"其味酸，其色苍青，为阳中之少阳，与春气相通"。因此，从四季养生的角度来看，养肝的最好季节是春季。

立春养肝要得法

春

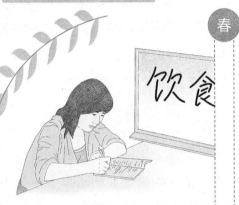

立春时节，宜助阳升发，则应多吃些疏散风寒、温补阳气的食物，如大蒜、洋葱、魔芋、大头菜、芥菜等。

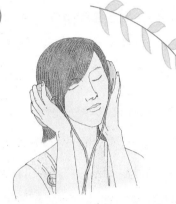

除了进行科学的饮食调养之外，保持雅致舒坦的心境，对宣达春阳之气十分有益。

立春养阳助升发
补阳食物助生长

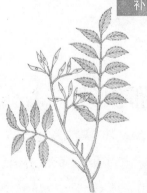

发

《黄帝内经》将万物发芽的姿态不叫发新而叫发陈，因为这些植物的嫩芽具有将植物陈积物质发散出去的功效。如果人体内的阳气发散不出来，则可以多食些芽菜来帮助发散。最常见的芽菜有香椿芽、豆芽及春韭等。

第二章 藏在时间里的养肝经

注重饮食调养

民间有"民以食为天"之说，认为科学饮食对健康非常重要。唐代名医孙思邈对此称："安生之本，必资于食……不知食宜者，不足以生存也……故食能排邪而安脏。"

立春时节，为了使体内的阳气逐渐旺盛起来，应多吃些大蒜、洋葱、魔芋、大头菜、芥菜、香菜等食物。这些食物性温味辛，既可疏散风寒，又能温补阳气，抑杀潮湿环境下滋生的病菌。至于新鲜水果，虽有清热、生津解渴的作用，但大多味酸不宜在立春多食。若需解体内郁热，以吃甘凉的香蕉、生梨、甘蔗或干果柿饼之类为宜。

精神调养也重要

除了进行科学的饮食调养外，保持雅致舒坦的心境，对宣达春阳之气十分有益。这就要求我们戒除忧郁的感伤情怀，切忌为了一些鸡毛蒜皮的事就大动肝火，导致肝气血瘀滞不畅而产生疾病。

7

养肝助升发，防阳气郁积致"上火"

立春过后，尽管还有些寒意逼人之感，但"嫩如金色软如丝"的垂柳芽苞，泥土中微微探头的小草，都标志着春天真真切切地拉开了序幕。在这个阳气升发，万物始生的季节，人体内的气机转换也日趋旺盛，稍微不注意就会出现头晕、头痛、眼干、耳鸣、口臭或口苦等"上火"症状。为了避免这种情况，应根据天地阴阳的变化，对肝给予适当的调养。

养肝助升发，防阳气郁积

春季气候多风，人也会日益感觉到春风送暖。此时，人的气血趋于体表，加之风速较大，就会感觉到一丝丝寒冷，此时气血像逃避轰炸般地流回内脏，在这种来回"奔波"中，肝的疏泄功能失常，太多身体邪气无法及时排出，就会导致郁积成火。

养肝食物妙进补

虾仁韭菜

【原料】韭菜250克，虾仁30克，鸡蛋1枚。酱油、植物油、香油、盐、淀粉各适量。

【功效】补肾阳、固肾气、通乳汁。

【制作】1.将虾仁洗净后用水发涨，约20分钟即可捞出沥干待用。2.韭菜择洗干净，切成约3厘米的长段。3.鸡蛋打入碗内，搅匀后加入淀粉和香油调成蛋糊。4.将虾仁倒入蛋糊中拌匀。5.炒锅烧热，倒入油，待油冒烟时倒入虾仁翻炒，糊凝后放入韭菜同炒。6.待韭菜熟时放入盐，淋入酱油，起锅。

蘑菇炒山药

【原料】干蘑菇、新鲜山药、芹菜。

【功效】山药味甘、性平、无毒，有健脾益气、滋肺养胃、补肾固精、长肌肉、润皮毛、滋养强壮等功效。

【制作】1.先将蘑菇洗净，用热水泡约10分钟至变软，泡菇水留下备用。同时将山药洗净去皮切小片，芹菜洗净切断，再细切成条状大小的段。2.油热后，依序加入蘑菇、山药、芹菜炒熟，接着倒入泡发的菇水，待汤汁略收干后，再加入一点儿酱油或少许盐调味即可。

中医学解读"上火"

中医学认为"春属木，与肝相应"，而"肝藏血，主疏泄""为将军之官"。什么意思呢？如果将身体比作"国家"，政令靠谁去沟通传达？就靠肝这个"将军"。肝的任务是保持人体全身气机疏通畅达，让身体气血畅通而不瘀滞。在春季，肝的排浊气、畅气血功能更为活跃，源源不断地引导气血从里向外调动。

由于春季气候多风，人感到暖和时，气血趋于体表，而当风速很大人感觉寒冷时，气血又像逃避轰炸一般流回内脏，在这种来回的

"奔波"中，肝的疏泄功能失常，太多的身体邪气无法及时排解出去，就会郁积成火。

防"火"知识大普及

适时进补养肝的食物。《素问·藏气法时论》中说："肝主春……肝苦急，急食甘以缓之……肝欲散，急食辛以散之，用辛补之，酸泻之。"春季饮食应适量摄取葱、蒜等升发之物，而不宜吃太多酸收之味。

在这里为大家推荐两种有益补肝的食物。

韭菜：韭菜是辛温补阳之品，具有补足肝阳的功能，而且春季常吃韭菜，可增强人体的脾胃之气，对肝功能也有益处。

菠菜：菠菜性甘凉，具有疏肝养血、敛阴润燥的作用，能防治流鼻血、便血、高血压等肝阴不足所致的病症。

不良情绪及时疏泄。肝与草木相似，具有"喜调达而恶抑郁"的特点，即喜欢不受约束地生长，不喜欢受压抑。因此，春季养生的重点就是力戒暴怒，经常保持乐观情绪，做到起居有常、娱乐有度、劳逸结合，这样不仅能疏泄肝的邪气，还能使各器官组织的生理功能发挥到最佳状态。

8

头痛发热伤于风，按摩食疗享健康

立春过后，气温有了一定的回升，但寒温变化反复无常，大风常至。尤其在北方，冷空气还占据着主导地位，甚至有的年份还会有强冷空气向南侵袭，造成较大范围的雨雪、大风和降温天气。在这种天

肝火旺的表现及预防方法

中医学理论中，肝火旺盛的"火"是外邪六淫"风、寒、暑、湿、燥、火"之一，由于外界气候变化，引起人体的"邪气"。中医学用"火"来形容身体内的某些热性症状，上火的程度较"热气"还重。一般所说的上火，也就是人体阴阳失衡后出现的内热症。

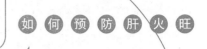

心烦　　易怒

面红　　目赤

肝火旺的典型表现

肝火旺盛主要由生活不规律、心情积郁导致。中医学有"肝主目"的说法，因此肝火旺盛常常表现为一些眼部症状，如：视物模糊、眼部分泌物多、眼红、眼干、耳鸣等。

如 何 预 防 肝 火 旺

① 养成良好的饮食生活习惯、不熬夜，避免食用冰冷及上火食物。

② 适当运动，减轻压力，保持愉快轻松的心情，预防感冒。

③ 慢性病朋友要遵从医嘱，按时服药，病情稳定才能避免病邪化热、化火。

气状况下，一旦让风邪"钻空子"，外风引起内风，就会引起肝气亢盛，出现头痛、发热、恶风、咳嗽气喘等症状。

风邪盛行，百病之源

《黄帝内经》中说："风者，百病之长也。"在六淫病邪中，风是致病的首要因素。春季风邪盛行，常与其他邪气并道而行。例如，与寒同行称为"风寒"，与热同行称为"风热"，与湿同行称为"风湿"，共同侵袭人体健康防护线，而春季阳气升发，皮肤的毛孔逐渐张开，肌肤腠理变得疏松，人体的正气抵御外部袭击的能力变弱，更要及时躲避自然界使人致病的外邪。

勤梳头，祛风明目（避虚邪贼风）

《圣济总录·神仙导引》记载："梳欲得多，多则祛风，血液不滞，发根常坚。"意思是说，梳头能将风邪"拒之门外"。之所以如此，还得归功于人脑后面的风府穴、风池穴。

中医学有"风池、风府寻得到，伤害百病一时消"的说法，作为脑部最薄弱的受邪之地，风池、风府穴是风邪侵入人体的重要门户。风府穴位于脑后，发际正中直上1寸，枕外隆凸直下凹陷中；风池穴位于后颈部，枕骨的下缘，距离耳朵后部约两个手指宽的凹陷处。经常梳头能刺激到这两个穴位，达到通畅气血，使风邪绕道而行的目的。

加强锻炼，增强抵抗力（避虚邪贼风）

经常做一些肌肉拉伸操，有利于营卫身体"正气"，躲过春季风邪的袭击。

双手平举，单脚站立，轻轻跷起脚跟，保持3～5秒，一只脚重复5次，再换另一只脚，如此循环3～5分钟，感觉头脑清醒即可。

双脚叉开，与肩同宽，脚尖朝向前方，身体放松。掌心向内，举起右臂，尽量贴近耳后，指尖向上延伸。手臂带动身体，向左侧下压拉伸，上下弹压15秒后，换另一侧手臂，如此循环3～5分钟，感觉手臂略有酸痛感为止。注意：下压时不要勉强，有轻微紧绷感即可。

图解展示　立春谨防风邪盛行

虽时值立春节气，气温有所回升，但寒温变化往往反复无常，大风常至，有时甚至会出现雨雪天气。碰上这种天气，一旦让风邪"有机可乘"，外风引起内风，就会引起肝气亢盛。

引起肝气亢盛的主要原因

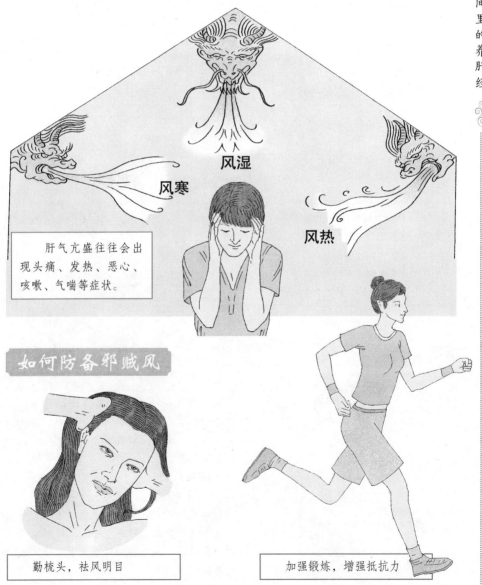

风湿

风寒

风热

肝气亢盛往往会出现头痛、发热、恶心、咳嗽、气喘等症状。

如何防备邪贼风

勤梳头，祛风明目

加强锻炼，增强抵抗力

图解展示 人群不同，则肝火旺盛的表现症状也不同

女性肝火旺盛的表现症状

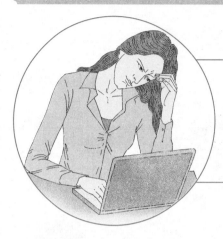

　　形体消瘦、烦躁不安、性急易怒、头晕目眩、胁肋灼痛、口苦目赤、小便短赤、大便燥结、除此之外，有些女性还会出现一些特有的症状，如月经不调、恶阻等。对此，女性肝火旺盛者一定要保持好心态，养成良好的生活习惯，多吃新鲜蔬果。

男性肝火旺盛的表现症状

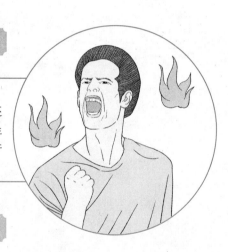

　　男性肝火旺会出现头晕、恶心、头痛、失眠、舌苔变厚、脾气变得暴躁易怒，此外还会出现大便干结、小便发黄等症状。对于男性肝火旺患者来说，一定要戒烟戒酒，多吃些苦瓜，多喝些菊花茶，从饮食上进行调节。

小儿肝火旺盛的表现症状

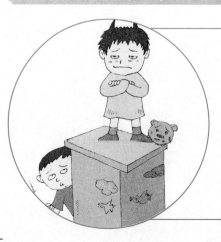

　　小孩儿肝火旺分虚实两种，虚火旺盛的症状表现为心烦、口干、低热、盗汗等。实火旺盛的症状表现为口干、反复口腔溃疡、小便短赤、心烦易怒等。

调节方式

　　1.注意科学、合理的饮食。2.适度按摩以帮助肝对食物的消化吸收，用手轻轻地在小儿的腹部、肝脐上按摩。3.对宝宝情绪的关注，宝宝的情绪也是引起肝火旺的原因之一。

春天肝当令，惊蛰护肝正当时

从名字上来看，惊蛰与雨水这个节令名称不一样，前者是一种事物，而这里则是一个自然现象的反应。《月令七十二候集解》中记载："二月节，万物出乎震，震为雷，故曰惊蛰。是蛰虫惊而出走矣。"震醒昆虫，大体也只不过是一种较为形象的说法而已。其实，地下的昆虫是根本听不到雷声的，天气变暖才是使它们结束冬眠"惊而出走"的客观原因。对于普通人来说，惊蛰时分阳气上升，万物萌生，人体新陈代谢旺盛，能暴露出肝的各种健康问题，非常适宜养护和治疗肝病。

惊蛰护肝正当时

中医学认为，春天肝当令。肝的任务是保持人体全身气机疏通畅达，让身体气血畅通而不瘀滞。这个任务并不轻，万一伤了肝，气机不调，血行不畅，太多的身体邪气无法及时排解，势必会引发其他脏器生病，比较常见的有眼睛干涩、咽干口苦、腹泻、手脚抽筋等。正因如此，惊蛰时节要养好肝。

养肝、清肝全方略

肝气偏弱者多为工作节奏快、压力大的人群。他们对饮食营养无暇顾及，容易造成营养不平衡，再加上平时又缺乏体育锻炼或根本不锻炼，长此以往，必然会影响肝的健康。这类人应多食养肝的青色食物，如菠菜、韭菜、香菜等，平时的零食也应换成山楂、乌梅、白芍等酸味食物或药物，以达到柔肝、调肝的效果。

惊蛰时节要养肝、护肝

春天是肝病的高发时节，同时也是养肝和治疗肝病的重要时节，而调养肝又有"养肝"和"清肝"之分。

养肝、清肝全方略

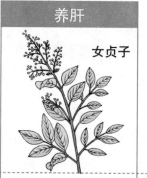

养肝

女贞子

女贞子

【原料】女贞子10粒、粳米110克。
【功效】补肾滋阴。

粳米粥

【制作】将女贞子洗净装入纱布袋，再将粳米洗净，放入女贞子纱袋，加水煮粥即食。

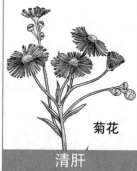

菊花

清肝

滋阴清

【制作】开水冲泡即可。

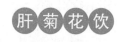

肝菊花饮

【原料】菊花适量。
【功效】菊花归肺、肝经，具有疏风、清热、解毒之功效。

　　肝火旺盛者，则具有心情压抑、嗜好烟酒、嗜食酸辣、身材肥胖、脸上长痤疮、怕热出汗、经期长等特点。这类人要滋阴清肝火，最有效的方法是饮菊花茶。方法很简单，将适量菊花放入杯中，用开水冲泡即成。中医学认为，菊花有通畅气血，克制燥气，保障肝功能正常的功效。每天喝点儿菊花茶，不仅能防治肝火过旺所致的春困、头重脚轻、流鼻血等症状，还能降热解毒、止咳镇痛、降脂减肥、抗衰老。

名称	性状	功效	常用方剂
板蓝根（别名靛青根、蓝靛根、大青根）	本品为十字花科植物菘蓝和草大青的根；爵床科植物马蓝的根茎及根；草大青的干燥根；十字花科植物移蓝，以根、叶入药	清热，解毒，凉血，利咽。治疗流感、温毒发斑、高热头痛、丹毒、痄腮、喉痹、疮肿、水痘、肝炎等症	流行性腮腺炎：板蓝根18克，夏枯草、金银花、甘草各10克。水煎2次，混合后分3次服。连服3日，每日1剂。 痘疹：板蓝根30克，甘草0.9克（锉，炒）。上研细末，每服1.5克或3克，取雄鸡冠血两三滴，同温酒少许，食后，同调下
薄荷（别名南薄荷、吴菝）	本品茎直立，高30～60厘米，下部数节具纤细的须根及水平匍匐根状茎，锐四菱形，具四槽，上部被倒向微柔毛，下部仅沿菱上被柔毛，多分枝	通利关节，发毒汗，去愤气，破血止痢。治疗伤寒头痛、脑中风、鼻出血、小儿风涎等症	鼻出血不止：薄荷煎汤服。 治淋巴结核或破未破：以新薄荷1千克取汁，皂荚一挺，水浸，去皮，捣取汁同于瓦器内熬膏。加连翘末15克、青皮、陈皮、黑牵牛子半生半炒各30克，皂荚子45克，一同捣烂和成梧桐子大小的丸。每次服30丸，煎连翘汤服下
葛根	本品呈纵切的长方形厚片或小方块，长5～35厘米，厚0.5～1厘米。外皮淡棕色，有纵皱纹，粗糙。切面黄白色，纹理不明显。质韧，纤维性强。气微，味微甜	升阳解肌，透疹止泻，除烦止渴。治疗流感、温热头痛项强，烦热消渴，泄泻、痢疾、癍疹不透等症	视力减退：葛根30克，毛冬青30克，枸杞子20克，菊花15克。水煎服，每日1剂。 治烦热消渴：生山楂10克，切。葛根5克，研为细末，两者用开水冲服。每日3剂，连服30日为1个疗程

惊蛰病毒正出动，灭毒消病真轻松

惊蛰时节，正值气温变化大的"动乱"时期。晋代诗人陶渊明有诗曰："促春遘时雨，始雷发东隅，众蛰各潜骇，草木纵横舒。"随着蛰虫震起而出，自然界一些致病微生物也在滋生、繁殖，正是疫病多发的时候。例如，流感、流行性腮腺炎、麻疹、白喉、百日咳、猩红热等疾病都呈多发趋势。

培补正气，邪不可干

中医常说："培补正气，邪不可干。"要刹住侵害人体的歪风邪气就应该先找"内因"，再去理会外因，因为外因只有通过内因才可能发生作用。这就要求人们本着阴阳平衡的规律，合理调整饮食习惯，对体内进行一次彻底的"整风运动"，使气血得到畅通，阴阳不出现落差。

食用清热解毒的药物

在春季，病毒和细菌大多喜欢在湿热的环境中生存，因此，要预防病毒的侵袭就要多食清热解毒的药物，如板蓝根、薄荷、葛根等。

除了采用清热解毒功效的药材之外，春季的常见蔬菜——莼菜，也是预防各种病毒和细菌的佳品。《本草纲目》言其"清渴、热痹、下气止呕、治热疸、厚肠胃、解百毒、延年益智"。《本草再新》言其"疗百毒，清诸疮"。因此，在"百虫抬头"的惊蛰时节，炒些莼菜或与鲫鱼、豆腐等一起做菜做汤，也是一种非常适合的养生方式。

治疗肋间神经痛，推搓两肋最见效

惊蛰时节，天气干燥多风，风性好动，易招致肋间神经痛。疼痛通常发生在左右胸的某一侧，且会沿着胸部的肋骨向周围扩散，深呼吸或咳嗽、打喷嚏时会引起剧痛。

肝气不舒，引发肋痛

《素问·藏气法时论》记载："肝病者，两肋下痛引少腹。"《灵枢·五邪》也记载："邪在肝，则两肋中痛。"那么，为何肝气不舒会引发肋痛？

道理很简单，肝位于胁部，其脉分布于两肋。在中医学看来，肝为风木之脏，其性喜调达，恶抑郁。如果肝受病或情志郁结，肝气失于疏泄，络脉受阻，经气运行不畅，往往出现胁痛的症状。若肝气郁结日久，气滞产生血瘀或因跌仆闪挫，引起络脉停瘀，也可导致血瘀胁痛。这就是有人一生气就感觉两边肋骨胀痛，甚至连腋下也不舒服的原因。

推搓两肋，养护肝气

所谓"通则不痛，痛则不通"，肋骨虽然近在眼皮下，但最容易被我们忽略，即使常做扩胸、伸展等动作，也很难真正刺激到这里。唯有进行用力按摩，才能疏通经络，唤醒这里瘀滞的气血。

具体按摩方法：双手张开呈爪状，将指尖附于同侧胸骨肋间处，从胸前正中线沿肋间向两侧分推1~2分钟，力度稍重，以感到疼痛却能忍受为宜，再将双手四指并拢，分别放于同侧剑突旁，沿肋骨分推1~3分钟。如果能在此基础上按摩大椎穴、肩井穴、合谷穴、曲池穴等穴位，效果更佳。

经络按摩，肝气顺畅

按摩大椎穴：位于颈部下端，第七颈椎棘突下凹陷处。将四指并拢，紧贴在大椎穴上用力推擦1～2分钟，至局部发热为佳。

按摩肩井穴：位于肩上，前直乳中穴，当大椎穴与肩峰端连线的中点上。将一手中指指腹放在对侧肩部肩井穴上，用力揉按1～2分钟。双肩交替进行。

按摩合谷穴：位于手部，一手的拇指第一个关节横纹正对另一手的虎口边，拇指屈曲按下，指尖所指处。将一手拇指指尖按在另一手的合谷穴上，其余四指附在掌心，用力掐压1～2分钟，以有酸胀感为佳。双手交替进行。

按摩曲池穴：位于肘部，寻找穴位时曲肘，横纹尽处，即肱骨外上髁内缘凹陷处。将一手拇指指腹放在对侧曲池穴上，其余四指附在肘后，用力按揉1～2分钟，双手交替进行。

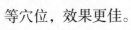

治疗肋间神经痛，推搓两肋最见效

双手张开呈爪状，将指尖附于同侧胸骨肋间处，从胸前正中线沿肋间向两侧分推1～2分钟，力度稍重，以感到疼痛却能忍受为宜，再将双手四指并拢，分别放于同侧剑突旁，沿肋骨分推1～3分钟。

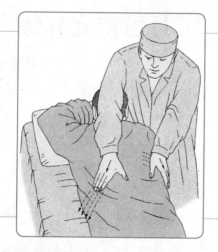

在推搓两肋的基础上，若再进行按摩大椎穴、肩井穴、合谷穴、曲池穴等穴位，效果更佳。

经络按摩，肝气顺畅

按摩大椎穴

该穴位于颈部下端，第七颈椎棘突下凹陷处。将四指并拢，紧贴在大椎穴上，用力推擦1～2分钟，至局部发热为佳

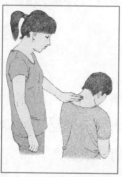

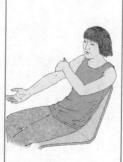

按摩肩井穴

该穴位于肩上，前直乳中穴，当大椎穴与肩峰端连线的中点上。以中指指腹用力揉按肩井穴1～2分钟。双肩交替进行

按摩合谷穴

将一手拇指指尖按在另一手的合谷穴上，其余四指附在掌心，用力掐压1～2分钟，以有酸胀感为佳。双手交替进行

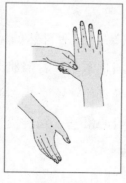

按摩曲池穴

将一手拇指指腹放在对侧曲池穴上，其余四指附在肘后，用力按揉1～2分钟，双手交替进行

二月惊蛰宜春练

中医学认为，惊蛰时节，阳气升发，人体气血会产生往外透发的驱使，若能利用春季大自然之"发陈"，与亲朋好友结伴出行，锻炼体魄，除了能保障脏腑、气血、精气等器官生理运动外，对保持脑力、体力的和谐一致也有好处。

春季宜做和缓运动

经过一冬天的蛰伏，人体各脏器的功能都处于比较低缓的状态，四肢关节、肌肉还处于"苏醒前期"，若运动幅度大、运动量大，会对身体造成一定的伤害。因此，春季运动应以和缓为特点，建议选择慢跑、放风筝、打太极等，不要参加竞技性很强的活动或太过强烈的运动方式。

放风筝

时值惊蛰，天气一般会变得非常晴朗，人们都会觉得很舒服，此时非常适合到户外放风筝。放风筝可使血液循环加快，促进人体新陈代谢，顺应了阳气升发、气血外透的节令特点。

打太极拳

太极拳具有轻松柔和、连贯均匀、圆活自然的特点，对中枢神经系统、呼吸系统、心血管系统、消化系统、骨骼肌肉等运动器官都有良好作用，再加上它要求意识引导动作，配合均匀深长的呼吸，练习之后周身经络疏通、血脉流畅、身心舒适、精神爽快，对改善脑功能、防治各种中老年疾病非常有好处。

惊蛰后，气温开始回升，在和风暖阳的日子，人们更容易早醒，此为"天人合一"的表现。正如"一年之计在于春""一日之计在于晨"，此时，适当运动是最佳的选择。

惊蛰苏醒前期的运动

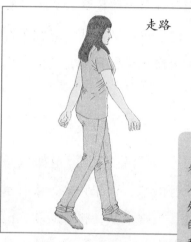

走路

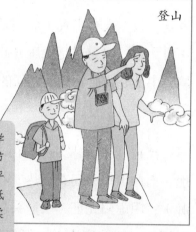

登山

从中医学看来，惊蛰时节人体的生理水平处于一个比较低的状态，应以柔和的运动为主。时值春季肝当令，适宜进行一些疏肝活血的运动，如走路、登山、慢跑及打太极拳等

慢跑

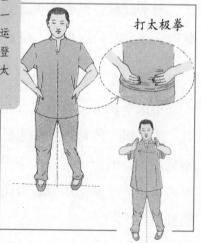

打太极拳

惊蛰时节，人和动物一样，从冬眠中"惊醒"过来，此时身体各脏器的功能都处于较为低缓的状态，四肢关节、肌肉还处于"苏醒前期"，此时若运动幅度和运动量过大，对身体的伤害是很严重的

13

高血压复发，调畅肝肾可减压

清明时节，桃花初绽，杨柳泛青，万物欣欣向荣。气温、日照、降水趋于上升和增多。这段时间是高血压、呼吸系统疾病和哮喘的高发期，很多人会出现头痛、晕眩、失眠、健忘等不适症状，对此千万不可大意，因为这是血压升高的信号。如果血压反复升高，还会发生脑卒中及心脑血管疾病方面的危险。

警惕预警信号

高血压的常见证型有：阴阳两虚证（头目昏花，行走如坐舟船，面白少华，间有烘热，心悸气短，腰膝酸软，夜尿频多，或有水肿）；阴虚阳亢证（头痛头晕，耳鸣眼花，失眠多梦，腰膝酸软，面时潮红，四肢麻木）；肝肾阴虚证（头晕眼花，目涩而干，耳鸣耳聋，腰酸腿软，足跟痛）。当你发现自己血压升高并出现以上相应症状时，应及时采取行动，将血压降下来。

从条畅肝阳入手

中医学认为，春季与肝相对应。肝具有调节全身气血运行，发挥其"主疏泄"的功能。如果肝的"主疏泄"功能失常，体内的阳气得不到发散，就会出现肝气郁积的情况，影响人体的正常运作，进而诱发高血压等疾病。所以，要防止高血压的发生，就需要从护理肝、条畅肝阳入手。

按摩涌泉穴

《黄帝内经》中说："肾出于涌泉，涌泉者足心也。"意思是

图解展示 调畅肝肾，预防高血压复发

清明时节，气温、日照、降水趋于上升和增多，但这段时间正是高血压、呼吸系统疾病和哮喘的高发期，很多人会出现头痛、晕眩、失眠、健忘等不适症状，对此千万不可大意，因为这是血压升高的信号。

高血压患者减压妙招

春季与肝对应。肝调节全身的气血运行，发挥其"主疏泄"的功能。如果肝"主疏泄"功能失常，体内阳气得不到发散，就会出现肝气郁积，影响人体的正常运作，进而诱发高血压等疾病。所以，要防止高血压的发生，就需要从护理肝、条畅肝阳入手。

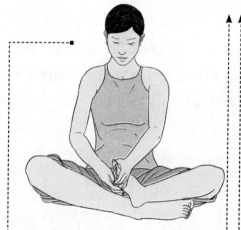

按摩涌泉穴

用手掌后侧推搓脚上的涌泉穴，并配合呼吸。吸气时，手向后搓，呼气时，手向前搓，一吸一呼为1次，时间少时8次，时间多时64次。

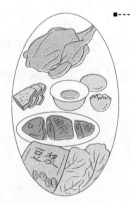

增加钾的摄入量

高血压患者除了要遵守定时定量、不暴饮暴食、少糖低盐等通用法则之外，还应增加钾的摄入。

说：肾经之气来源于足下涌泉穴，它滋养灌溉着人体周身四肢，起到补足阳气、使生命常青的作用。涌泉穴位于足前部凹陷处第二趾、第三趾趾缝纹头端与足跟连线的前1/3处，是全足少阴肾经的起点，为全身腧穴的最下部。此穴既能治疗肾病和经脉循行部位的病症，亦能治

疗与肾相关的肝、脾、肺等脏腑病症。

方法如下：取坐位，将一条腿置于另一腿膝上，用拇指、示指和中指将足趾向上搬翘，用手掌后侧推搓脚上的涌泉穴，同时辅以呼吸的配合。吸气时手向后搓，呼气时手向前搓，一吸一呼为1次，时间少时重复8次，时间充足时重复64次。随后换另一只脚，方法相同。早晚各按摩1次，持之以恒，能收到良好的降压效果。

增加钾的摄入量

高血压患者除了要遵守定时定量、不暴饮暴食、少糖低盐等通用法则之外，还应增加钾的摄入。每天食用香蕉或橘子250~500克，或用香蕉皮100克煎水代茶，是一个不错的选择。

此外，吃荠菜也能起到养肝、降血压的效果。荠菜的吃法多种多样，如荠菜煮鸡蛋、切碎后直接泡茶，还可以和芹菜一起煎汤，或凉拌、熬粥、炒菜、包饺子等。但无论何种吃法，都是望之色泽诱人，食之味道鲜美，同时兼有养护肝、降低血压的保健效果。

14

焦躁常叹气，气郁不顺惹的祸

清明时节，桃红李白，芳香菱菱，正是踏春的好时节，但有些人却经常闷闷不乐、焦虑不安，无缘无故地叹气，咽喉部常有堵塞感或异物感，容易失眠、健忘——这便是中医学常说的气郁不顺。

气郁不顺则"上火"

中医学认为，机体的各种生理活动，实质上都是气在人体内运

气郁不顺易"上火"

清明时节是踏春的好时节，有些人却经常闷闷不乐、莫名地叹气，咽喉部常有堵塞感或异物感，容易失眠、健忘——这便是中医学常说的气郁不顺。

四时主气

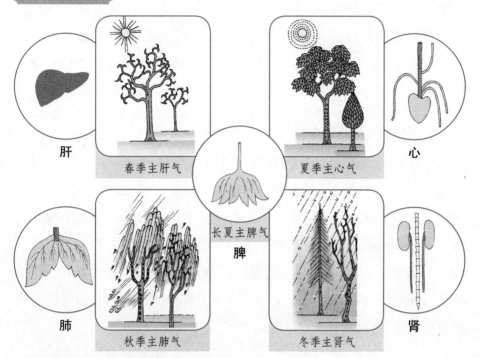

肝

春季主肝气

夏季主心气

心

长夏主脾气

脾

肺

秋季主肺气

冬季主肾气

肾

多食理气解郁的食物

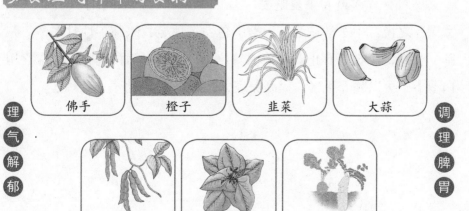

佛手　　橙子　　韭菜　　大蒜

刀豆　　荞麦　　萝卜

理气解郁

调理脾胃

动的具体体现。人体的气，除与先天禀赋、后天环境以及饮食营养相关以外，还与肾、脾、胃、肺的生理功能密切相关。"气有余便是火"，所谓"气有余"是指我们身体里气的供应已经超过我们的消耗需求，总有很多的气无法消耗出去。当气不能外达而结聚于内时，便形成"气郁"。气郁积累到一定程度，便会到处惹是生非，从而形成上面所说的"上火"的状态。

对于女性而言，月经的紊乱以及经前综合征都与气郁有关。另外，像经前胸部胀满疼痛、经期腹痛、月经量少、月经延期甚至闭经等，也和气郁有一定的关系。因此，一旦发生气郁，就要及时解郁。

多食理气解郁的食物

在饮食调理方面，气郁者要本着理气解郁、调理脾胃的原则选食物。多食一些能行气的食物，如佛手、橙子、陈皮、荞麦、韭菜、茴香、大蒜、火腿、高粱皮、刀豆等新鲜水果和蔬菜；忌食辛辣、咖啡、浓茶等刺激品，少食肥甘厚味的食物及收敛酸涩之物，如乌梅、南瓜、泡菜、石榴、青梅、杨梅、草莓、阳桃、酸枣、李子、柠檬等，以免阻滞气机，气滞则血凝；亦不可多食冰冷食品，如雪糕、冰激凌、冰冻饮料等。

萝卜一味，气煞太医

民间有"冬吃萝卜夏吃姜，不要医生开药方""萝卜一味，气煞太医"之说。中医学认为，白萝卜色白，属金，入肺，性甘平辛，归肺、脾经，生吃具有止渴、清内热作用，熟食可消食健脾。经常食用白萝卜，可以颐养正气，提高免疫力，防止多种疾病。

荠菜冬笋

【原料】净熟冬笋300克，荠菜100克，熟胡萝卜20克，盐、味精、植物油、水、淀粉、鸡汤各适量。

【制作】将净熟冬笋切成劈柴状；荠菜择洗干净，用开水焯一下，捞出放进凉水冲凉，将水分挤出，切成粗末；熟胡萝卜切成末备用。锅放油烧热，投入冬笋块略炒，加入鸡汤、盐、味精，烧沸后放入荠菜，将淀粉勾稀芡，开锅后放进胡萝卜末，起锅物。

【功效】降压、清热、利尿。

口蘑白菜

【原料】干口蘑3克，白菜250克。酱油、白糖、盐、味精、植物油各适量。

【制作】将干口蘑用温水泡发。白菜洗净切成3厘米的段。油入锅内烧热后，将白菜入锅炒至七成熟，再将口蘑、酱油、白糖、盐入锅，炒熟后放入味精搅拌均匀即可。

【功效】清热除燥，益胃气、降血脂。

15

按摩结合食疗，胸闷气短化乌有

在日常生活中，常有人因为生气、情绪抑郁，而突感胸闷气短、心跳加快。在中医学看来，这是由肝气不舒所致。

在中医学看来，春季是肝气主导的季节，尤其是清明时节，人体阳气升发，皮肤腠理疏松。再加上"清明时节雨纷纷"，空气中水汽较重，湿气易趁机进入人体，若人体的肝气和脾湿联手，会使阳气极度虚弱，不能维系正常的循行，从而出现白天精神委顿、疲惫，晚间烦躁不安、难以入睡等"春困"现象。如此看来，要想轻松拒绝周公的"邀请"，就要从祛除脾胃湿气入手。

按摩手法除肝郁

刺激太渊穴：当感觉胸闷气短、气虚乏力时，刺激太渊穴，可以促进气的运行，使气上行。太渊穴是手太阴肺经上的原穴，这里的气血是非常旺盛的。这一点从它的名字也可略知一二。"太"是大的意思，"渊"原同"源"，即生命的源泉。太渊穴身为原穴，贮藏的是肾的先天之气，脏腑经络的气血要得到这里的元气，才能发挥作用和维持生命的正常活动。所以，此穴的保健作用不容小觑。该穴位于腕横纹上，桡动脉搏动处。按摩方法：按摩者用左手托住被按摩者前臂，用左手拇指或示指点按被按摩者太渊穴约2分钟，直至感觉酸胀为止，左右手交替进行，对治疗面部细纹、咳嗽、哮喘、胸痛、乳房刺痛等有较好的疗效。

刺激内关穴：内关穴属手厥阴心包经，是心脏的保健要穴。取穴时，手掌朝上，握拳或手掌上抬时就能看到手掌中间有两条筋，内关穴就在这两条筋中间，腕横纹上两寸。闲暇之余，对内关穴施以刺激，每次3～5分钟，每日2次，不仅能够疏通经络、平衡气血、提高人体免疫力，还能治疗疾病、抵抗衰老、永葆青春风采。

山楂祛火汤

【原料】百合花150克，山楂80克，白砂糖15克。

【制作】百合剥去老瓣洗净，放入锅内，加入适量清水煮熟；山楂切成小片，与白砂糖放入百合汤内煮熟即成。

【功效】消食开胃，祛春火。

刺激太渊穴

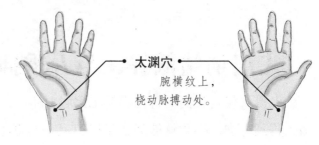

太渊穴
腕横纹上，
桡动脉搏动处。

按摩方法
　　按摩者用左手托住被按摩者前臂，用左手拇指或示指点按被按摩者太渊穴约2分钟，直至感觉酸胀为止，左右手交替进行。

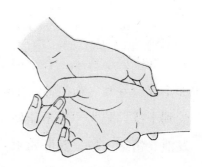

刺激内关穴

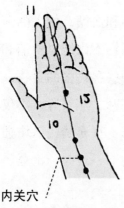

按摩方法
　　闲暇之余，以拇指指腹（牙签棒亦可）适度按压内关穴5~10分钟，每日2次，能够疏通经络、平衡气血，提高人体免疫力。

内关穴
　　位于腕横纹上2寸，掌长肌腱与桡侧腕屈肌腱之间。

16

走出情绪低谷，与春季抑郁说再见

春季仅仅是我们的身体容易犯困吗？不是，精神也容易犯困。很多人每到春季，心情就郁闷、压抑，想吃的不能吃，想玩的不能玩。这种郁郁不得志的情况，也许我们每个人都经历过。

唯有疏肝，才能解郁

在中医学看来，春季抑郁症与肝气不疏、郁结不畅密切相关。肝郁不仅会导致气血瘀滞，引起周身气血运行紊乱，其他脏腑器官也会受到干扰，陷入"志不能伸，气不得抒"的境地，甚至使人经常生气发泄、情绪失控，而肝属木，木的性格应该是舒展条达的，尤其是在春天。人体养生应该因时而变，根据时节的变化改变养生方法，从生理和心理上保持舒畅状态。

少食油腻多补钙

油腻的食物会使人产生疲惫感，还会降低体温和血糖，使人的情绪会得低落、忧郁健忘，所以，要少食或不食，而钙不仅能对骨骼和智力有益，还能促进肌肉及神经功能正常，多吃一些含钙多的食物，如乳制品、海带、虾皮、鱼干、骨头汤、大豆、芝麻、芹菜等，不仅能强壮骨骼，还能平和心态。注意：补钙时不要忘了补充磷，以增强对钙的吸收，含磷多的食物主要有菠菜、板栗、葡萄、鸡肉、土豆、蛋类等。

跑步锻炼

跑步不仅能疏通气血、活动筋骨、豁达心胸、清心解郁，还有减肥消脂、增智强志、排毒通便的功效。现代医学指出，跑步对降低血浆三酰甘油，防止或减少糖尿病心血管、肾病等并发症效果奇特。不过，要想跑步的作用更好地发挥出来，不要等到产生了抑郁情绪再去跑，而是应将这一锻炼习惯贯彻到日常行动中。

按摩十宣穴

《灵枢》上说："病在脏者，取之井。"《难经》上说："井主心不满。"所谓的"心不满"就是心里堵闷不痛快，而刺激井穴调节情志，怡神健脑。所谓井穴，是指位于手指或足趾的末端处穴位。而十宣穴位于10个手指尖端的正中，左右手共10个穴。经常刺激十宣穴能使人像万物生长需要阳光那样，对外界事物持有浓厚的兴趣，表现出乐观外向的性格。

 图解展示　唯有疏肝，才能解郁

中医学认为，春季抑郁症的主要诱因是肝气不疏、郁结不畅。肝气郁结过久则会导致气血瘀滞，引起周身气血运行紊乱，其他脏腑器官也会受到干扰，常使人"志不能伸，气不得抒"。

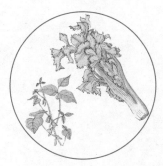

油腻的食物使人产生疲惫感，还会降低体温和血糖，使人的情绪变得低落、忧郁健忘，所以，要尽量少食或不食。

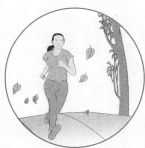

跑步不仅能疏通气血、活动筋骨，豁达心胸，清心解郁，还有减肥消脂、增智强志、排毒通便的功效。

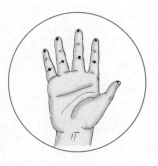

经常刺激十宣穴能解除心里堵闷不痛快，同时，刺激井穴可以调节情志，怡神健脑。

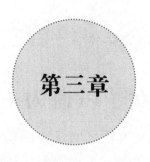

第三章

女性重保健，养肝是古训

✿ ✿ ✿ ✿ ✿

　　在多数女性的一生中，要经历月经、怀孕、生产及哺乳等生理期，并且每个不同的生理期都会消耗大量的气血。肝藏血，无疑是人体的血库。血库资源丰富，则肝血充盈，才能维持女性生理系统功能的正常运转。肝血不足的女性朋友，往往面容暗淡、疾病缠身。基于以上分析，可以得出女性健康的根本是养肝养血这一结论。

千年古训：女子以血为主，以肝为养

在现实生活中，不同女性之间往往存在较大的差异。比如，有些女性面色红润，肌肤丰盈，毛发光滑，精神饱满；有些女性却脸色发暗，肌肤枯瘦，毛发干涩，精神恍惚。从中医学的角度来分析，造成这种巨大差异的根本原因还是肝血问题：前者肝血充足，而后者肝血亏损。

"血库"充足肝健康

中医学强调，肝主藏血，血乃人之本。对于女性来说，血的价值更加重要。女性在青春期每月会有一次月经，在孕育期、分娩期、哺乳期，女性的每一个重要阶段都会消耗大量的气血。因此，对于女性来说，如果没有充足的气血滋养，每一个阶段都很难维持正常的生理状态。前面说过，肝相当于人体的一个天然"血库"。只有在这个"血库"血量充足的前提下，肝的疏泄功能才能正常发挥，否则，就会严重威胁身体的健康。因此，注重实践与总结的古人才留下了"女子以血为主，以肝为养"这一千年不易的养生古训。

女性发怒更伤肝

考虑到女性的特殊性，女性的肝似乎比男性更容易受伤。事实上，每月一次的生理现象往往使人体血液处于一定程度的亏损状态。血虚会直接影响肝功能的正常发挥，所以，月经前女性的情绪往往很不稳定，火气也非常大。这只是一个方面。另一方面，女性在怀孕、分娩、哺乳期间也需要消耗大量的气血。如果身体健康，"血库"储备充足，月经就会准时，怀孕、分娩及哺乳也会顺利进行。一旦由于

女性一生中的每个重要阶段，都要耗费大量的气血。没有充盈的气血滋养做后盾，每个阶段都不能顺利地进行。肝相当于身体内的"血库"，只有这个"血库"充盈，肝的疏泄功能才能正常运行，我们的身体才能取之不尽，用之不竭，所以，女性的养生古训要遵循此观点，即"女子以血为主，以肝为养"。

肝藏血就像一个气血仓库

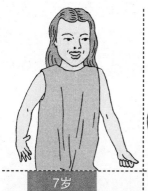

7岁

肾气逐渐旺盛，毛发渐密，更换牙齿

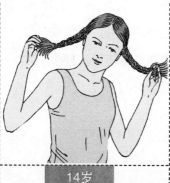

14岁

天癸成熟，月经来潮，有生育能力

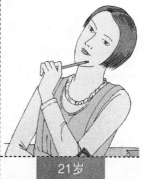

21岁

肾气饱满，长出智齿，状况良好

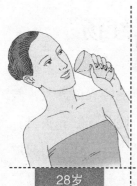

28岁

筋骨结实，肌肉丰盈，达到鼎盛状态

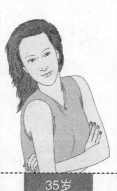

35岁

阳明经衰退，面色枯槁，头发疏落

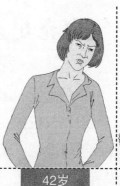

42岁

三阳经衰退，面容枯槁，头发变白

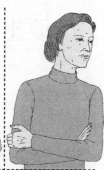

49岁

天癸枯竭，月经停止，丧失生育能力

第三章　女性重保健，养肝是古训

某种原因导致"血库"存量不足，或者出现肝功能不正常，就会导致月经紊乱、白带异常。个别严重的，还有可能导致不孕不育。由此看来，对肝的保养必须引起女性朋友的高度重视。

俗话说，男女有别。实际上，男女之间，不仅生理上不同，而且就连生气所伤之处也不同。常言道："怒伤肝。"男性生气，就会出现典型的伤肝症状，但女性生气时，却会伤到乳腺和子宫。道理其实也很简单，因为乳房是女性肝脉必经之路，肝如果失去正常的疏泄功能，气机不畅，肝气郁结，就容易导致胸闷乳胀现象。子宫本身有弹性，所以才会变大或缩小。肝主筋，子宫走的正是肝。因此，女性生气和发火时，一定要关注自身的变化。这就充分说明，心理的变化会引发生理的变化。女性朋友若想养肝阴、滋肝血，就一定要调整好自己的情绪，避免消极情绪对身体造成不良影响。

要想气血充足，须饮"三红汤"

《黄帝内经》记载："人之所有者，血与气耳""气为血之帅，血为气之母"。气血的盛衰和运行畅通与否直接影响着人体健康。气足则血行畅顺，血足则气行健旺。如果气血不足，则不能滋养头目，上荣于面，会出现头晕眼花、面色苍白、毛发枯黄等症；还会引起皮肤粗糙、手足发麻、月经不调、性欲冷淡、早衰易老等现象。所以，对于女性而言，如果不注意补养气血，很多疾病就会主动找上门来，并且影响你的容颜。

气血的盛衰和运行畅通与否，直接影响着人体健康。气足则血行畅顺，血足则气行健旺。如果气血不足，则不能滋养头目，上荣于面，会出现头晕眼花、面色苍白、毛发枯黄等症，还会引起皮肤粗糙、手足发麻、月经不调、性欲冷淡，早衰易老等现象。

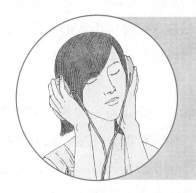

青春期

　　青春期月经到来。如果肝的"血库"充盈，月经会准时到来，若"血库"告急，则易出现月经紊乱、白带异常等病症

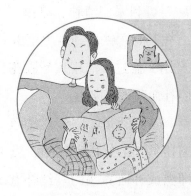

妊娠期

　　处于妊娠期的女性需要肝提供血液养胎，肝血不足则会影响到胎儿的良好发育

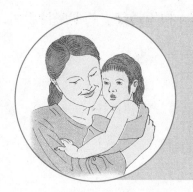

哺乳期

　　处于哺乳期的女性需要消耗大量的气血，需要肝有充盈的血给予补充

女性圣药——三红汤

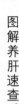

俗话说，女人是气血养的，要有好气色、好身体，就要补足气血，号称"女性圣药"的三红汤就该派上用场了。所谓"三红"就是指大枣、花生和红豆。

大枣，味甘、性平，有补脾和胃、益气和血、润肺生津的功效。现代研究也证明，大枣中的多糖成分能改善造血系统，促进造血功能。常用大枣煮粥、炖鸡，不仅能治疗久病体虚引起的贫血，还有助于改善血虚引起的面色萎黄等症状。所以民间素有"一日吃三枣，终身不显老"之说。

花生，味甘、性平，有益气健脾、补血止血的功效。这种功效主要指花生衣（花生仁外表的红衣）。研究证明，花生衣能抑制纤维蛋白的溶解，增加血小板的含量和改善血小板的质量，同时还能促进骨髓造血功能，对血虚所致的贫血、面色萎黄十分有效。

红豆，即赤小豆，性平，味甘、酸，可利尿、消肿、健脾。近年发现，红豆含多种维生素和微量元素，尤其是含铁质和维生素B_{12}，有补血和促进血液循环的功能。若女性经期失血过多出现头晕眼花、面容苍白等，常喝加红糖的热红豆汤，能补血且改善贫血症状。

做法如下：取大枣7枚，红豆50克，花生适量。将红豆洗净，泡发4个小时以上，与花生同时放入煮汤器具（最好用砂锅），煮大约2个小时，然后放入大枣，煮30分钟即熬成补血养颜的三红补血汤。方中大枣、花生、红豆都具有良好的补血功效，共同熬汤，连汤共食之，能够促进气血畅通，使面色红润、白里透红。长期坚持服用，既能温暖身体，又能美容养颜。

方中大枣、花生、红豆都具有良好的补血功效，共同熬汤，连汤共食之，能够促进气血畅通，使得面色红润、白里透红。长期坚持服用，既能温暖身体，又能美容养颜。

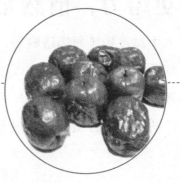

大枣

大枣，味甘、性平，有补脾和胃、益气和血、润肺生津的功效。

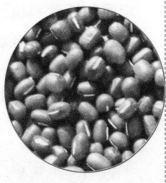

花生

花生，味甘、性平，有益气健脾、补血止血的功效。这种功效主要指花生衣（花生仁外表的红衣）。

红豆

红豆，即赤小豆，性平，味甘、酸，可利尿、消肿、健脾。除此之外，红豆还含有多种维生素和微量元素，尤其是含铁质和维生素B_{12}，具有补血和促进血液循环的功能。

图解养肝速查手册

中医养肝更给力，悄然无斑美容颜

很多女性会为脸上生出黄褐斑而伤透脑筋，它影响了女性的形象美，让人心生自卑。到了夏天，强烈的紫外线照射，使得这些斑更加严重，女性朋友想尽各种办法来遮掩黄褐斑却很难得到理想的效果。可见，黄褐斑可谓女性朋友美丽容颜的头号"天敌"了，在此，不妨为女性朋友支个妙招。

中医解读黄褐斑

中医学认为，黄褐斑多由气血不足所致，当肾水不能上承，损伤阴血，颜面上的气血失和或者肝气郁积，血行不畅，血液瘀滞在脸部，就会留下黄褐斑的踪迹。此外，肝主目，肝火旺盛也会引斑上身。

枸杞大枣茶祛斑不留痕

无论是由于肝气郁结还是肾水不足引起的黄褐斑，喝枸杞子大枣茶都能起到很好的祛斑效果。取一小把枸杞子，三四枚大枣，放入茶杯中，用开水冲泡，频频饮用，对黄褐斑治疗效果颇佳。

古医药书《本草汇言》记载："枸杞能使气可充、血可补、阳可生、阴可长、火可降、风湿可去，有十全之妙用焉。"《太平圣惠方》曾记载：取枸杞子500克，生地黄150克，研末调匀，每次服用10克，每日3次。方中大枣具有补中益气、养血安神的作用，而菊花性味甘苦、凉，有养肝补肾、清热祛风的功效，两者合用，对黄褐斑治疗效果极佳。

如果兼有腰膝酸软、手心发热症状，可将女贞子、何首乌、枸杞

从中医学角度来讲，黄褐斑多由气血不足所致，当肾水不能上承，损伤阴血，让颜面上的气血失和或者肝气郁积，血行不畅，血液瘀滞在脸部，就会产生黄褐斑。此外，肝主目，肝火旺盛也会引斑上身。

黄褐斑产生的原图

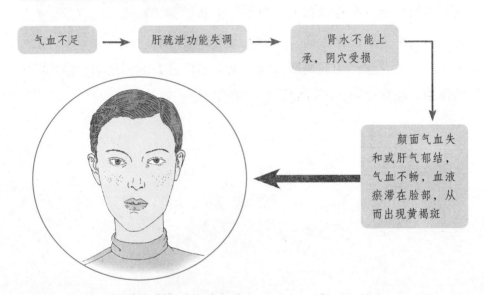

气血不足 → 肝疏泄功能失调 → 肾水不能上承，阴穴受损

颜面气血失和或肝气郁结，气血不畅，血液瘀滞在脸部，从而出现黄褐斑

美容食疗方，斑点去无踪

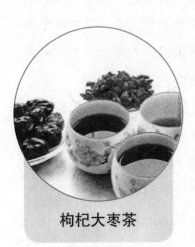

枸杞大枣茶

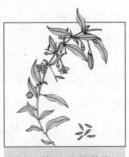

枸杞子能使气可充、血可补、阳可生、阴可长、火可降、风湿可去

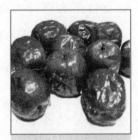

大枣具有补中益气、养血安神的作用。两者合用，对黄褐斑治疗效果极佳

子三者配伍，每种10～20克，加入500毫升开水泡20分钟左右，可以在一天内分2次饮用。同时，在泡不同类型的祛斑茶时，都可以加入桂枝，因为桂枝具有脱色作用，能够抑制黑色素的形成。

玉兰花糕泽肤效果好

取玉兰花5片，鸡蛋10个，白糖150克，白面粉250克，小苏打少许。将鸡蛋打花，白面粉、白糖及小苏打混拌在一起，搅匀，上笼蒸。蒸时先倒一半在屉布上，摊平，上面撒满切好的玉兰花丝，然后再将另一半继续倒在上面。开锅上笼蒸20分钟后，扣在案板上，上面再撒些玉兰花丝，切成块即可食。玉兰花糕具有滋阴潜阳、清热降火的作用。经常食用，还可润肌肤、美容颜。

4

补养肝，女性健肤很神奇

每个女性都盼望拥有白皙、健美的肌肤。为了达到这个目的，很多女性千方百计去选购昂贵的护肤品，效果却差强人意。从中医学养生的角度来看，最理想的调理方法，还是注重以内养外。只要在补养肝上做文章，就很容易拥有白皙、健美的肌肤。

女性往往看重自身的皮肤，对于斑点、暗沉之类的肌肤瑕疵，她们总是耿耿于怀，视如仇敌。现在，各种媒介，如广播、电视、网络，都将眼光盯住了爱美心切的女性，源源不断地推出各种各样的护肤品。这些护肤品的广告极具煽动力，让女性心向往之。心动之余便付诸行动，甚至不惜节衣缩食来购买自己心仪的护肤品。结果在花费

图解展示 以内养外的美容方法

肝气正常了，气血就正常，肌肤就趋于健美。这就是以内养外的养生之道。

补养肝，重在养内

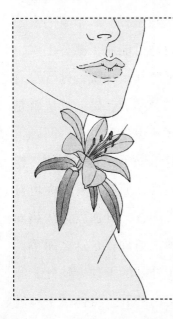

春天肝气升发，是养肝的最佳时机

① **进行体育锻炼**

　　利用春季踏青的机会散散步、爬爬山、晒晒太阳，多参加一些户外野炊、体育竞赛等活动。这样做不仅能锻炼身体，而且有助于化解心理压力，促使肝气变得舒畅。

② **清淡的饮食，增加饮水量**

　　女性朋友最好选用清淡的饮食，多注意增加饮水量。

③ **少吃辛温香燥或油炸食物**

　　中医学认为，对于肝养生而言，应适当少吃辛温香燥或油炸食品。

远离对皮肤有害的化妆品

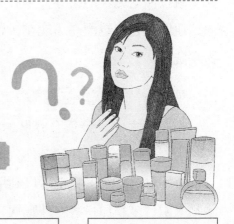

第一，有些化妆品中含有害物质，会引起刺激反应，表现为皮肤发红，烧灼不适感	第二，过敏反应，表现为使用几天以后，皮肤发红，会出现一些小疹子，甚至水肿	第三，化妆品可通过皮肤吸收后进入人体，出现了一系列的系统症状

无数冤枉钱之后，她们才不得不接受广告水分太多的事实。那么，是不是就没有办法实现女性健肤的梦想了呢？当然不是。我们通过以下事例来讲解以内养外的养生方法。

女士养肝重在以内养外

薛女士一向注重自己的仪表，但却很少使用化妆品。虽然已经50岁了，肌肤却白里透红，细腻光滑，令那些比她年轻一二十岁的人羡慕不已。很多朋友都向她打听健肤诀窍，认为她可能做了美容手术，或使用了某种化妆品、服用了一些养颜药。可薛女士却说，她既没有做美容手术，也没有使用化妆品，更没有服用养颜药，她的秘诀就是"养肝"。原来，薛女士原来的肌肤并不算好，也出现过很多问题，但她没有采用周围朋友经常采用的方式，而是求助于一名中医师。很幸运的是，这位老先生不仅理论学养深厚，而且在肌肤美容方面也有丰富的实践经验。他告诉薛女士，如果肝出现问题，肝血就无法濡养肌肤。于是，各种各样的肌肤问题就全出现了。道理就是这么简单，关键是要解决内部的问题，而不是一味求助于外部的干预。从此，薛女士就按照老先生的指导，专心致志地调理自己的肝。身体越来越健康，肌肤也越来越漂亮。现在，她几乎不用任何化妆品，总习惯于用清水洗脸。

四时养肝，重在春季

在四季之中，最适合养肝的季节是春季。这是由于春天肝气升发，为养肝创造了最佳的条件。很多女性平时缺乏必要的锻炼，活动量严重不足。其实，完全可以利用春季踏青的机会散散步、爬爬山、晒晒太阳，多参加一些户外野炊、体育竞赛等活动。这样做不仅能锻炼身体，而且有助于化解心理压力，进而促使肝气变得舒畅。肝气正常了，气血就正常，肌肤就趋于健美。这就是以内养外的养生之道。

很多女性特别喜欢吃油炸食品，觉得松软酥脆可口，但食用不久就会发现自己很容易上火，肌肤不仅毫无光泽，而且容易起痘。中医学认为，对于肝养生而言，应适当少吃辛温香燥食物。否则就容易损害肝的藏血功能，导致肝火上亢。女性朋友最好选用清淡的饮食，多注意增加饮水量。

5

养足肝血，靓丽秀发更出众

发为血之余——气血充足，拥有秀发

女性天生爱发，都想拥有一头靓丽乌黑的秀发。为了给自己的美丽加分，很多女性朋友不惜花费巨资来购买各种昂贵的洗发护发用品。可结果还是摆脱不了断发、脱发之类的发质问题。实际上，养足肝血是对头发最好的养护。正所谓"发为血之余"，只有气血充足了，头发才可能健康，头发是气血正常与否的晴雨表。更进一步说，只要在养足肝血上下功夫，就不愁得不到一头靓丽的秀发。

从佛家角度看来，头发堪称"三千烦恼丝"，象征着世界的诸多烦恼。单从日常生活来看，头发也确实是女性朋友的一大烦恼。很多人的头发干枯易断，不是太细就是太粗，不是太软就是太硬。有时精心地设计了一款自己满意的新发型，却又为无法长时间保持而痛心。如果不幸剪坏了头发，那种心情简直就像是做了一场噩梦。因此，为了养护头发，很多女性朋友非常舍得投资，几乎不惜代价。她们使用的洗发水、护发素、发乳、发蜡等发部用品，琳琅满目，应有尽有。其实，头发的养护同样需要以内养外。只有养足肝血，才能给予秀发最好的呵护。

肝血不足，头发失养易干枯脱落

刘女士经常为自己的头发烦恼，她的头发不仅颜色偏黄，而且十分干枯，还很容易断。因此，每次梳头时她都小心翼翼，却还是会梳下不少头发。她连做梦都想拥有一头乌黑柔顺的长发，非常羡慕发质好的人，再加上工作不顺心，她常常无法控制地发脾气。后来脱发现象越来越严重，她为此而吃不下饭、睡不着觉。结果导致恶性循环，不仅脱发现象加重，而且头发开始"出油"，每次洗完都会打成绺。万般无奈之下只好去医院就诊。医生了解了她的症状之后，就询问她饮食的情况。她说，最近自己胃口很不好，感觉吃了不消化。于是，医生确认她有肝血不足之症。

按照医生的分析，刘女士因为工作不顺而导致肝气郁结。气滞血瘀的现象无法得到疏解，久而久之就会转化为火，进而消耗阴血，造成肝血严重不足。"发为血之余"，肝血不足，头发就得不到滋养，会生长缓慢，也很容易干枯脱落。肝气郁结会直接影响脾胃功能。因此，人的胃口就不好，饮食就会不理想。脾胃无法正常运化，就会进一步导致肝血不足。这样一来，脱发情况就会更加严重。至于头发爱"出油"，主要是由于脾胃无法正常运化，难以及时消化和分解油脂。要想彻底改善以上这些不良情况，最根本的方法就是要养足肝血。

有些朋友会问，头发不是与肾有关吗？没错，按照中医学的理论，"肾其华在发"，也就是说，头发是否黑亮润泽，取决于肾是否强健。同时，头发也与肝密切相关。肝血充足与否，直接决定了头发的生长速度。在肝血不足的情况下，头发就无法得到滋养，容易出现干枯、脱落等问题。观察一下周围的人就会发现：那些气血不足的人，很少拥有一头健康的头发。

很多女性精心打理自己的头发，简直一丝不苟。殊不知，她们的很多习惯却在无形之中影响着她们的头发的健康。

按照中医学的理论，"肾其华在发"。也就是说，头发是否黑亮润泽，取决于肾是否强健。同时，头发也与肝密切相关。肝血充足与否直接决定了头发的生长速度。所以，在肝血不足的情况下，头发就无法得到滋养，就容易出现干枯、脱落等问题。

心态愉悦肝气通畅

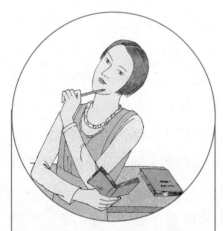

不少人思虑过多，工作与生活都劳心费神。于是，"思则气结"，就导致肝气郁结。这必然消耗肝血，也很容易损伤头发。所以，始终保持愉悦的心态，永远是养生的第一大诀窍。

疏肝柔肝少熬夜

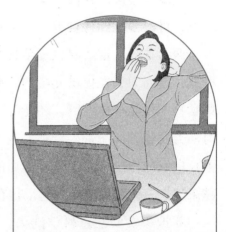

如今，熬夜已成为再平常不过的家常便饭了。久而久之，不仅会导致身心疲惫，而且还会损伤肝血，使脱发现象更加严重。长期熬夜的人往往双眼红肿，就是肝有虚火的具体表现。

不良的习惯影响头发健康生长

不少人思虑过多，工作与生活都劳心费神。于是，"思则气结"，导致肝气郁结，必然消耗肝血，也很容易损伤头发。因此，始终保持愉悦的心态，永远是养生的第一大诀窍。

很多人有熬夜的习惯，导致睡眠严重不足。久而久之，不仅会导致身心疲惫，而且还会损伤肝血，使脱发现象更加严重。长期熬夜的人往往双眼红肿，这是肝有虚火的具体表现。人体处于标准睡眠状态时，血就自然归于肝，就能疏肝柔肝。由此可见，要想养足肝血就必须拥有高质量的睡眠。

饮食不当也是损伤头发的一大元凶。很多女性朋友爱吃冰激凌、爱喝各种饮料，但这些食物却会损伤肝血，夺走头发的光彩。要想拥有一头靓丽乌黑的秀发，就要确保自身的脏腑的健康。从饮食的角度来看，可以多吃四种食物。一是绿色蔬菜，如菠菜、韭菜、芹菜、芦笋、西蓝花等。这些绿色蔬菜具有很好的养肝作用，常吃有助于养足肝血，进而为头发提供充足的营养。二是豆类和瘦猪肉、牛羊肉。这些食物不仅能补血调肝，还能为头发提供生长所必需的蛋白质。三是海藻类食物，如海带、紫菜。这些食物有助于新陈代谢，具有预防和治疗白发的作用。四是能够养血润燥的食物如常喝菠菜粥就能使头屑越来越少，头发也会变得越来越有光泽。

养护头发要注意科学洗头。一是勤洗头，避免长期不洗，影响头发的自然生长；二是注意洗头方式，可用双手指腹轻轻按摩头皮，以便促进头部的气血循环，使头发得到更好的滋养；三是避免在头发未干时就出门或上床睡觉，以免引发身体不适；四是最好少染发、烫发。事实证明，经常染发、烫发对头发的健康极为不利，甚至会使我们的肝受损。

重视小提醒，拥有大健康

很多女性朋友喜欢变换新发型，又烫又染。其实很多染发剂不但损伤头发，使头发干枯脆弱，还会让我们的肝受损。为了避免肝受损，女性朋友最好少染头发，不要为了美丽而付出健康的代价。

中医学认为，发为血之余，只有气血充足时头发才能够得到充足的滋养，变得健康亮泽，一旦气血不足，头发缺乏滋润，头屑、脱发

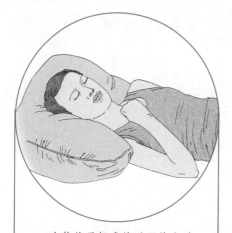

人体处于标准的睡眠状态时，血就自然归于肝，就能疏肝柔肝。由此可见，要想养足肝血，就必须拥有高质量的睡眠。

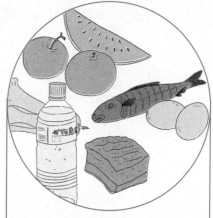

饮食不当也是损伤头发的一大元凶。从饮食的角度来看，要多吃绿色蔬菜、豆类、瘦猪肉、牛羊肉，以及海藻类食物，如海带、紫菜。

养护头发要科学

养护头发要讲究科学。在洗头的过程中，可用双手指腹轻轻按摩头皮，以便促进头部的气血循环，使头发得到更好的滋养。

等问题越来越多。为了补足气血，女性朋友们可以吃一些能够养血润燥的食物，菠菜粥就是这样的一款美食。常吃菠菜粥，女性朋友的头皮屑会越来越少，头发也会变得越来越亮泽。

菠菜粥

材料：菠菜50克，大米100克。

做法：将菠菜洗净，放入开水中焯烫一下，捞出沥干，切段。大米淘洗干净放入锅中，加入适量清水熬煮成粥，放入菠菜再煮2分钟即可。

用法：空腹服用，每日1次。

这款粥能够补血养血、滋阴润燥。其中菠菜性凉，味甘辛，能够补血止血、利五脏、通血脉、滋阴平肝，配合大米煮粥，能够很好地补血平肝、润燥滋阴，对于血虚风燥型头屑有很好的治疗作用。

6

调理肝，迷人身材真美妙

拥有迷人的身材是很多女性朋友梦寐以求的目标。为了达到心目中的理想标准，很多人会不断减肥，甚至会到医院整容。不过，中医学的对策更加高明，也更加实用：只要调理好脏腑，特别是调理好肝，就很容易拥有健美的身材。

中医学解读：肝"在体合筋"

虽然很多女性朋友都幻想着拥有小说影视人物中的标准身材，但这往往只是美好的幻想而已。在现实生活中，多数女性的身材不仅不完美，而且毛病诸多，如手臂太壮、小腿过粗等。这些问题令女性心生烦恼，却又无可奈何。其实，有关身材方面的问题，绝大多数还是由于五脏失调造成的。这就意味着，只要将五脏调理好了，就不愁没有梦想中的好身材。尤其要注重对肝的调理，促使全身的气血供应始终维持在正常的状态。肝好，气血就好，全身肌肉紧实，身材自然标致。

朱女士原本身体健康，身材算得上圆润丰满，但在她的心目中，只有那些高高瘦瘦的模特身材才真正标准。相比之下，她觉得自己太胖了，必须减肥才行。于是，她通过各种途径，寻找减肥的方法。两

如今，加入减肥队列者越来越多，可是达到减肥效果的人却少之甚少。减到最后，身体素质也在不断下降。由于减肥过度，导致有些人气血严重不足。具体表现症状是面色苍白、腹胀、便秘等。肝血不足必然导致肝火上亢，影响脾胃的正常功能。

减肥过度的严重后果

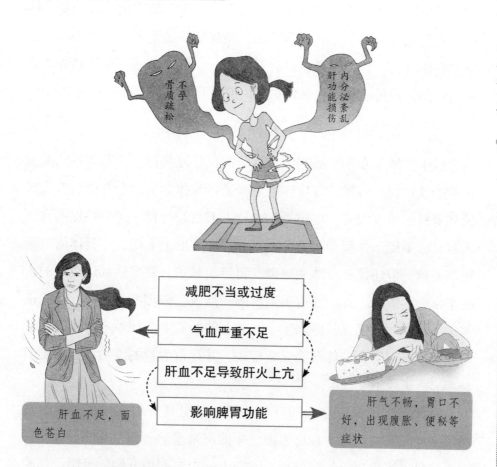

不孕

骨质疏松

内分泌紊乱

肝功能损伤

减肥不当或过度

气血严重不足

肝血不足导致肝火上亢

影响脾胃功能

肝血不足，面色苍白

肝气不畅，胃口不好，出现腹胀、便秘等症状

最佳的减肥方式

适当的体育锻炼　　肝调节要重视　　肝气顺畅，身体肌肉紧实，身形健美

年过去了，她尝试了很多种减肥方法，效果都不理想。更关键的是，她发现自己的身体素质正在不断下降，平时身体非常虚弱，脸色苍白，稍稍活动一下，就气喘吁吁。胃口也不好，还经常出现便秘腹胀的情况。这下不仅身材达不到自己心目中的标准，连身体素质也不如普通人了。在家人的劝说下，她去了一家中医诊所。

医生通过观察和分析，认为朱女士是典型的肝血不足症状。由于减肥过度导致气血严重不足。这也正是她面色苍白、身体素质下降的主要原因。肝血不足必然导致肝火上亢，影响脾胃的正常功能。所以，常常感觉胃口不好，很容易出现便秘腹胀的情况。医生告诉她，肝"在体合筋"，就是说，只有肝血充足、肝气顺畅，人体筋骨才能运转自如，稍稍活动就会感到吃力，说明肝血不足、肝气不畅。

调理肝、合理锻炼，自然拥有好身材

医生告诫朱女士，必须停止目前的疯狂减肥行为，尤其不能减少正常的饮食量。否则，即使体重下降了，身体素质也会变得很差。即使从身材的角度来看，皮包骨头也算不上是好身材。如果要想拥有迷人身材，不能选择疯狂减肥的方式，应在塑形上下功夫。身体的赘肉应当去掉，但还得让身体的肌肉变得更加紧实。要想达到这个目的，除了常规的锻炼之外，还有很重要的一点就是调理肝。只有肝功能正常了，气血才能满足五脏六腑、四肢百骸的需要。如果连身体的正常需要都难以保证，身体就会异常虚弱，并存留大量的废物，身材反而会变形，更谈不上健美。

因此，为了拥有迷人的身材，使自己更具有女人味，女性朋友必须做好养肝的功课。在这方面，不能寄希望于一朝一夕塑形成功，而要持之以恒地进行长期调理。心态上一定要积极开朗，否则，郁闷之余就会导致肝气郁结或肝火过旺。在此基础上还要保持一定的运动量，并注意饮食、睡眠、娱乐、休息。只有这样综合调理才能拥有健美的身形。

女性摄生，乌鸡滋补最实惠

自古以来，乌鸡一直被中国人视为名贵的食疗珍禽。尤其在女性调养身体方面，乌鸡堪称绝佳的食物，素有"十全"的美誉。据《本草纲目》记载，乌鸡具有补虚劳、益产妇、调养妇科疾病的功效。从实际体验来看，产后女性或体弱女性如能常喝乌鸡汤，就能获得补虚损、养身体、滋阴清热、养肝益肾的奇效。

现实生活中，很多女性存在比较严重的睡眠问题。有的睡眠程度较浅，特别容易惊醒。一旦醒来就再也睡不着了。有的翻来覆去睡不着，不仅心情烦躁，而且手心脚心发热。从中医学角度来看，这两种现象都属于肝阴不足。由于阴血不足，肝便难以得到滋润，虚火上升必然影响睡眠质量。要想彻底消除这种症状，必须注意养肝。女性朋友养肝，选择乌鸡是很明智、很实惠的。

情志抑郁，进而导致肝郁气结

小孙参加工作之后，曾换了不少单位，但都不如意。为此，小孙常常唉声叹气，情绪异常低落。最近，小孙又去人才市场应聘。没想到几个月下来，依然没有找到称心的工作。每次听说自己的同学在工作上如何顺风顺水，小孙就十分郁闷。白天心情不好，到了晚上却怎么也睡不着觉。时间一长，她感觉身心疲惫，不仅郁郁寡欢，而且几乎不与他人说话。家人十分担心她的身心状况，就催促她去医院就诊。医生全面诊断之后，很肯定地告诉她："你的问题属于肝郁气结、肝血不足。"

中医学一向认为，人之所以会感觉疲劳，是因为肝血遭到了严重消耗。小孙因为对自身的工作不满意而情志抑郁，进而导致肝郁气

在现实生活中，很多女性的睡眠质量出现了很严重的问题。有的睡眠程度较浅，特别容易惊醒。一旦醒来就再也睡不着了。有的翻来覆去睡不着，不仅心情烦躁，而且手心脚心发热。从中医学角度来讲，这些现象都属于肝阴不足。由于阴血不足，肝便难以得到滋润，虚火上升，睡眠质量必然会出现问题。

如何改善肝郁气结、肝血不足

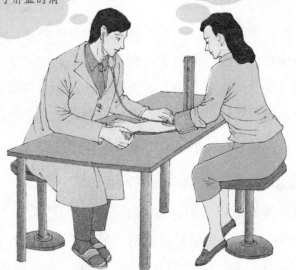

> 由于长期情志抑郁，导致肝郁气结，气血流通也变得不正常。加上白天思虑过度，晚上就出现了典型的失眠现象。这种失眠现象加剧了肝血的消耗，造成肝血不足

> 最近总是吃不下饭，心情也很抑郁，晚上总失眠，这种感觉太痛苦了……

结，气血流通也变得不正常。由于白天思虑过度，晚上就出现了典型的失眠现象。这种失眠现象加剧了肝血的消耗，造成肝血不足。这种情况如不能得到及时的改善，人就很容易罹患肝病。

乌鸡滋补用处大

因此，医生对小孙的建议是："重点养肝。在食疗方面，可以乌鸡炖汤。"小孙的母亲遵照医嘱，买了两只乌鸡给小孙炖汤喝。小孙

喝了之后，感觉效果不错，再加上情绪调控到位，疲惫感和失眠现象逐渐消失，身心又恢复了健康。

在中国民间，一向有用鸡汤调养产妇身体的习惯。其实，乌鸡汤对产妇的营养滋补效果远甚于一般的鸡汤。乌鸡又称竹丝鸡，其营养价值极高，口感十分细嫩。从中医学养生来讲，乌鸡一直被视为妇科病的滋补品和营养品。我国从唐朝开始就有不少中医采用乌鸡治疗妇科疾病。女性常喝乌鸡汤，能够有效地补虚劳、养身体、延缓衰老、强筋健骨。此外，对于防治骨质疏松和贫血，乌鸡也有很显著的功效。在一般情况下，乌鸡适合所有人食用。对于肝血亏虚、肝肾不足、脾胃不好的女性来说，其食疗效果更佳。

与此同时，乌鸡还可以与阿胶、大枣、桂圆、枸杞子、银耳、木耳、茯苓、山药、莲子、芡实和冬虫夏草搭配，以便收到更好的保健功效。即便是普通女性，平时多喝一些乌鸡汤，也有助于美容养颜、调养身体。另外在寒冷的冬天，喝一碗乌鸡汤，暖身又强身。

乌鸡汤

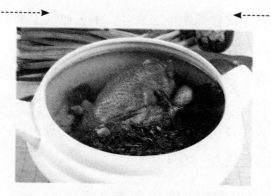

食材：乌鸡1只，阿胶10克，桂圆5颗，大枣5颗，枸杞子10克，黄酒、姜片、盐适量。

做法：① 把乌鸡去内脏，洗净，用黄酒涂抹一遍乌鸡，然后腌制两三个小时；② 锅中放入适量清水，加入姜片煮开，把乌鸡放入略滚一下，捞出；③ 在砂锅中重新放入清水，煮开后放入乌鸡，煮半小时左右，再加入阿胶、桂圆、大枣和枸杞子，文火慢炖3小时，放盐调味即可。

补血养肝，驴皮煮胶效果好

驴皮煮胶补血护肝效果好

从前有一户地主，家里的女主人生产后身体虚弱，脸色苍白没有血色。于是男主人就把一头驴杀掉，并吩咐一个伙计煮驴肉给女主人补身体。因为驴肉太香了，于是伙计们总是来到大锅前偷吃驴肉。等到驴肉煮熟时，那个负责煮驴肉的伙计一看锅里只有驴肉碎屑了，心想这可怎么办，拿什么给女主人吃呢？他灵机一动，把剥下来的驴皮去毛，放在锅里大火煮，后来驴皮就化了，成了一块块的胶状物。这个伙计端去给女主人吃，女主人因为没有吃过驴肉，刚好这个味道也很适合女主人的胃口，几顿的工夫，驴皮就被她吃光了。结果，这个女主人很快就恢复了体力，气色也红润了。大夫再给她诊治时大吃一惊说："没想到你饮食调理得这么好，不但血气上来了，肝也比以前好多了，看脸色斑点也少多了，说明肝功能强了许多。"此后，这家女主人再产后虚弱，都开始用驴皮煮胶补血护肝，效果很好。当然，这个传说是指阿胶。其实女性血液循环顺畅，身体才能轻盈、面容才能姣好。从先天生理构造来说，女性更容易出现血虚，特别是女性的生理过程中耗血量较大，如月经和生产。

降肝火调理阴阳，体内不焦好容颜

对于人体健康来说，血液循环具有重要意义。女性的正常生理功能要依赖充足的气血才能完成。血液循环系统使人体需要的氧气和养料须及时运来，并把产生的二氧化碳废物运走，人体才能维持正常的生命活动。正如，"女子以补血为主，以肝为养"来促进体内血液循

方名	材料	制作方法	服用方法	适用对象
阿胶黄酒	阿胶250克，黄酒30毫升	将阿胶、黄酒置锅内，隔水加盖蒸约3小时，待其全部溶化后取出即可	每日服一至两次，每次服两匙	适用于一般血虚症
芝麻、核桃阿胶膏	阿胶（砸碎）150克，黄酒350毫升，黑芝麻、核桃仁各适量，冰糖250克	将阿胶砸碎后浸泡在黄酒中约一周时间。待阿胶呈海绵状，略加水炖化，加入黑芝麻、核桃仁，加上冰糖，蒸1小时，不断搅拌，冷却即成冻膏	每天早晚各一至两匙，温开水冲服	对患腰酸怕冷、耳鸣和阴虚或肾亏等症有特效
人参、桂圆阿胶膏	阿胶150克，黄酒350毫升，人参粉、桂圆肉各适量，冰糖250克	将阿胶浸泡在黄酒中，待其泡呈海绵状后，略加水炖化，加入适量人参煎液或人参粉，配入桂圆肉拌匀，加冰糖蒸1小时许。冷却成冻膏	每天早晚各一至两匙服用	适用于气虚疲乏无力，兼有心悸畏寒等症
蜂蜜鸡蛋阿胶膏	阿胶150克，鸡蛋1枚，蜂蜜1匙	将东阿阿胶适量炖化，加入鸡蛋，蜂蜜1匙	空腹服用，每日1次	对于虚疲咳嗽症疗效较好

服用阿胶注意事项

1. 阿胶性较滋腻，易伤胃，服用期间可适量吃些开胃的小菜。

2. 在患有感冒、咳嗽、腹泻等病或月经来潮时，应停服阿胶，待病愈或经停后再继续服用。

3. 消化不良及出血而有瘀滞者，也不宜服用。

4. 服用阿胶期间须忌萝卜、浓茶等。

5. 据历史文献记载，阿胶也适用于男性进补。如《名医别录》中记载，阿胶可治疗男性虚劳赢瘦；《本草纲目》中也记载，阿胶可治男性骨节疼痛。在现代临床应用中，阿胶对男性阳痿、性功能障碍以及房事劳伤等均有一定的治疗作用。虽说男人主气，女人主血，但这只是相对而言。在现实生活中，有不少男性由于阴亏导致肝阳上亢而透支精元，因此男性同样需要养血调阴。除此，阿胶还有止血、滋阴、润肺等诸多作用。

环。《黄帝内经》将肝比喻为性情刚烈的将军，一旦遇到伤害，就会肝气郁结，以利清肝毒，即可消除体内的某种污染物质，从而使体内无毒、脸无暗斑。降肝火可使体内阴阳平衡，体内不焦、皮肤滋润。养肝血可以滋养全身脏器，肝血充盈后皮肤自然光泽有弹性。

中医学讲"肝主藏血"，所以对于养生的女性朋友而言，最应重视肝调养。因为，女人先天容易血虚加之由后天各种条件造成血虚，所以，女性应尽自己所能，从身心调养的各个方面做起，来完成"女子以血为主，以肝为养"的保健课。

疏肝养颜，玫瑰花开留余香

俗话说："赠人玫瑰，手留余香。"在人们的心目中，玫瑰花端庄秀丽，清香扑鼻，堪称爱情、美神和罗曼蒂克的代名词。说起玫瑰花，我们往往会联想到爱情。实际上，玫瑰花不仅意味着浪漫，而且它本身就是一种药食两用的花卉。据史书记载，早在2000多年前，我国就开始在临床上使用玫瑰花来治疗疾病了。此外，人们也经常用玫瑰花来养颜。

女皇武则天就特别喜欢玫瑰花。每天清晨，她都会饮用玫瑰花露；晚上，她会用玫瑰花瓣敷在脸部及全身。正是得益于玫瑰花的养颜功效，武则天年过六十，却仍然面若桃花，皮肤细嫩，全身还散发玫瑰香气。

无独有偶，杨贵妃也非常喜欢用玫瑰花来养颜。据史书记载，杨贵妃总是在自己沐浴的浴池里放入大量的玫瑰花。不仅如此，她还在从房间到浴池的路上铺满玫瑰花瓣。可以说，正是凭借玫瑰花的滋润，杨贵妃才能保持动人的容颜，集唐明皇的"三千宠爱于一身"。所谓"回眸一笑百媚生，六宫粉黛无颜色"，足见杨贵妃的千娇百媚和雍容华贵，这与她喜用、善用玫瑰花不无关系。

玫瑰花也能食用。在这方面，民间早就有"玫瑰花和糖冲服，甘美可口，色泽悦目"的说法，其实际效果确实不错。

当然，玫瑰花的价值并不仅限于养颜方面，其治病养生效果也是非常突出的。对此，《本草再新》中强调，玫瑰花可"疏肝胆之郁气，健脾降火。治腹中冷痛，胃脘积寒，兼能破血"；《食物本草》中强调，玫瑰花"主利肺脾，益肝胆，辟邪恶之气，食之芳香甘美，令人神爽"；《泉州本草》强调，玫瑰花可治疗"肺病咳嗽痰血、吐血、咯血"。

 玫瑰花养颜妙用

从古至今，玫瑰花一直受大众宠爱，尤其是女性。它既有美丽的花容，还具有良好的美颜功效。玫瑰花富含维生素和单宁酸，对女性的内分泌有很大的改善作用，而且还能补血调经。另外，玫瑰花美颜功效相当卓越，对所有肤质都很适用，可以改善皱纹、保湿润肤、延缓衰老。

玫瑰面膜

玫瑰花面膜

制作方法：取玫瑰花瓣25～50克，浸入100毫升水中，2小时后捣成糊状。睡前敷于面部，干后用温水洗去。

功效：滋润肌肤，促进血液循环，改善肤色。

蜂蜜玫瑰花面膜

制作方法：取蜂蜜60克，玫瑰汁10毫升，燕麦粉30克混合调匀。洗脸后敷于脸上，30分钟后洗去，早晚各1次。将蜂蜜加2～3倍水稀释后，每日涂敷面部，并适当地进行按摩，然后用清水洗净。

功效：蜂蜜具有较强的润泽性，能吸收空气中的水分，可以较好地防止表皮表面水分蒸发散失，有利于保护皮肤、防止皮肤角化和干燥。

图解养肝速查手册

玫瑰花茶养颜润肤

玫瑰花茶
食材：玫瑰花12朵，冰糖1粒。

做法：将玫瑰花和冰糖一起用沸水冲泡5分钟即可。

功效：气味芬芳，味甘微甜，促进食欲，活血行气，调经止痛。

玫瑰乌梅去脂茶
食材：玫瑰花10朵，乌梅3颗。

做法：将玫瑰花和乌梅混合后用沸水冲泡8分钟即可。

功效：促进食欲，润肠通便，降低血脂肪。肠胃不好者请酌量饮用。

大枣玫瑰茶
食材：大枣1枚、太子参2颗、玫瑰花10朵。

做法：用开水冲泡后10分钟即可食用。

功效：太子参加上大枣的滋补功效，能够增强玫瑰的养肝作用。

西红柿玫瑰茶
食材：西红柿1个，嫩黄瓜1条，新鲜玫瑰花12瓣，柠檬汁和蜂蜜各适量。

做法：西红柿去皮去籽，黄瓜洗净，与玫瑰花瓣放在一起碾碎过滤，加入柠檬汁和蜂蜜调匀即可。

功效：促进皮肤的新陈代谢，色素减退，皮肤细腻白嫩。长期服用效果显著。

木瓜玫瑰茶
食材：熟木瓜300克，鲜奶1瓶，玫瑰花3朵，白砂糖适量，姜汁数滴。

做法：将木瓜切小块，放入果汁搅拌机榨成汁倒出，再加入鲜奶、玫瑰花、白砂糖、姜汁即可。

功效：增加皮肤的弹性，平衡皮肤的酸碱度，防止皱纹，养阴润肺。

桂圆玫瑰茶
食材：桂圆5克，枸杞子5克，玫瑰花2朵。

做法：桂圆取肉，与枸杞子混合后用沸水冲泡10分钟，放入玫瑰花即可。

功效：养血滋阴，养颜润肤，调节内分泌失调。

金银玫瑰茶
食材：金银花1克，玫瑰花3朵，麦门冬2克，山楂2克。

做法：混合后用沸水冲泡15分钟即可。

功效：理气解郁，滋阴清热，适用于肝郁虚火上升，脸色枯黄，皮肤干燥者。

丹参杞玫瑰茶
食材：丹参3克，枸杞子6粒，葡萄干6粒，玫瑰花2朵。

做法：混合后用沸水冲泡10分钟即可。

功效：益气活血，养阴安神，适用于心肌缺血，失眠健忘，脸色无光华者。

玫瑰花粥

红茶玫瑰粥

主料：糯米、粳米

辅料：百合、玫瑰花、红茶冰糖

做法：1. 将红茶放入茶包；2. 锅中加清水，将玫瑰花、百合花分别洗净，放入锅内；3. 放入红茶包；4. 水开后，煮8分钟，捞出玫瑰花、百合花、红茶包；5. 粳米、糯米洗净，浸泡30分钟，倒入锅中；6. 大火煮开，转小火，煮至黏稠；7. 调入冰糖，煮化即可出锅。

玫瑰薏米粥

主料：黑米、小米、薏米

辅料：玫瑰花、红糖

做法：1. 黑米和薏米洗净浸泡过夜；2. 干玫瑰花浸泡开；3. 把黑米、小米和薏米放进锅中，加入水烧开，然后转成小火慢煮，煮至黏烂；4. 加入红糖，待融化后加入玫瑰花，搅拌，熄火盖上盖焖20分钟即成。

10

杜绝熬夜，睡眠充足可回春

现代人夜生活丰富，再加上职场竞争激烈，很多女性对熬夜习以为常，但熬夜的危害是显而易见的。经常熬夜的人，往往会出现脸色晦暗、眼睛红肿、精神不振。按照中医学的观点，这些表现都是肝血不足造成的。人们常说"睡个美容觉"，这其实并不夸张。无论是滋养肝，还是振奋精神、美化容颜，都离不开充足高质量的睡眠。

俗话说得好："男人靠吃，女人靠睡。"女性朋友如果长期睡眠不好，就不可能拥有美丽的容颜。事实上，美美地睡上一觉之后，就会感觉神清气爽，容光焕发。与之形成鲜明对比的则是熬夜之后的情形：脸上出现各种痘痘，皮肤油腻不堪，双眼红肿或发黑。在这种情况下，即使使用化妆品，也很难获得理想的效果。同时，脾气也开始暴躁起来，看什么都不顺眼，总想找个机会大发雷霆。其实，这就是肝火大的典型表现。从某种意义上说，熬夜好比黑洞，会严重吞噬肝血。人体一旦失去肝血的滋养，就会出现阴虚火旺的症状。由此可见，睡眠质量低下必将损害女性朋友的美丽容颜，得不偿失。

生活无规律，痘痘找上门

陈女士是一位自由撰稿人，工作时间非常自由，这也是她一直追求的工作方式。她兴趣广泛，文笔娴熟，撰稿所得足够自己日常开销。工作轻松，回报又很丰厚，常常令朋友们羡慕不已。她自己也很满意，经常外出旅游或与一帮朋友去KTV彻夜唱歌。时间长了，陈女士发现自己每次熬夜唱歌，第二天就会头痛、眼红，脸色也十分憔悴。最初她并没有放在心上，后来脸上冒出很多痘痘，用了很多药也不见效。四处打听秘方，却并不如意。有一位朋友建议她去找中医看看，兴许能有收获。于是，她找到一位有名的老中医。经老中医全面诊断之后，认定是肝阴虚。由于她经常熬夜，导致肝血大量耗损，进而出现虚火。本来，身体的毒素应该借助肝的代谢而排出体外。现在肝血不足，毒素难以排出，痘痘便会自然产生，并且异常顽固。

老中医告诉陈女士："要想解决痘痘这个面子问题，就必须注意养肝。至于最好的养肝方法，就是保证睡眠，特别要睡好'子午觉'。"应该说，老中医的建议是非常有针对性的。《黄帝内经》早就提出"法于阴阳，和于术数，食饮有节，起居有常"的养生思想，强调养生之道必须顺应自然规律，才能获得健康的身体、美丽的容颜。

现代社会由于生活节奏加快，都市中的"晚睡一族"也越来越多，看看镜子里的黑眼圈已惨不忍睹。尽管如此，加班、聚会、上网、看碟、泡吧……仍照常进行，大不了就是晚上觉，白天补。殊不知，熬夜大大减少睡眠时间，大脑和器官得不到休息调整，会给健康带来严重的危害。

经常熬夜，百害而无一利

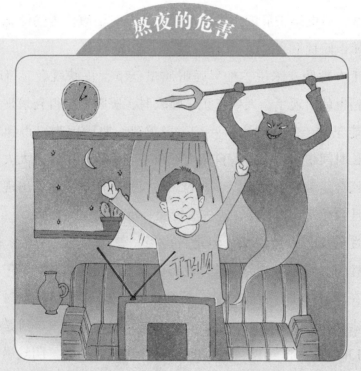

熬夜的危害

1.长期睡眠不足会提高荷尔蒙的含量，令我们所感受到的压力迅速提高到新的水平。

2.睡眠不充足，体能和精力都会大大下降，其智力水平、决策能力也会受到不同程度的影响，且精神很难集中。

3.睡眠毫无规律则会严重影响学习进度，而且大脑单位时间内能摄入的信息量几乎会减少一半，对新鲜事物接受度亦会降低。

4.睡眠时间过少或睡眠质量差，会导致内心压力倍增，且心理承受能力明显下降。

5.长期熬夜，脸色会暗淡无光，还会长满暗疮，眼角鼻梁上也会出现细纹，而且还会出现"熊猫眼"，脸部皮肤也有明显的紧绷瘙痒感，或有脱皮现象。

女性养生要注重"子午觉"

现在，越来越多的女性朋友开始认识到良好的睡眠与健康美丽之间的密切联系。从中医学的角度来看，当人体处于较高层次的睡眠状态时，血自然归于肝，对肝起到了理想的滋养作用。于是，气血通畅无阻，就有助于将各种毒素排出体外。皮肤自然干净白皙，斑或痘也就无影无踪了。同时，良好的睡眠还能有效地清除体内自由基，提高人体免疫力，延缓衰老。有些人的皮肤过于干燥，有些人的皮肤却大肆"出油"。其实，这些都是肝的疏泄功能失常造成的。一旦拥有充足的睡眠，就能维护肝的正常疏泄功能，及时消解体内的油脂，肌肤不仅润泽，而且不会过度"出油"。

对于女性朋友来说，如果睡眠质量低下，皮肤就会显得暗淡，衰老之相也就出现了。人处在正常睡眠时，脏腑能够得到最理想的休整，功能正常，身心健康。一旦过度熬夜，脏腑就难以得到理想的休息，长时间超负荷工作，自然会导致衰老。特别是肝火太大或肝气郁结，就会连带损害肺、胃、脾等，不仅身体严重不适，出现多种疾病，而且会导致脾气暴躁，丧失愉悦的心境。

女性爱美，天经地义。但是否得当，就有天壤之别了。一般而言，女性朋友要注重"美容觉"。具体说来，就是注重"子午觉"，也就是在子时和午时定时睡觉。子时是指夜里23时到凌晨1时，这时阴气最盛。如能进入睡眠状态，对身体健康极为有利。午时是指中午11时到13时，这时是阳气最盛的时刻。中医学一向有"阴气尽则寐"的说法，主张在午时小睡一会儿。哪怕打个盹，也能让你在整个下午保持良好的精神状态。

有些女性朋友固执地认为，午觉睡不睡无所谓，只要晚上睡觉时间保证就行了。殊不知，常人那种熬夜晚睡晚起的睡眠习惯完全违反了人体的自然规律。这就像暴饮暴食对身体危害极大一样，随意改变睡眠时间，就可能打乱人体的生物钟。

第三章 女性重保健，养肝是古训

遵循生理时钟养生，时间医学提示人类生活起居要按照生理时钟来进行，则能强身健体。如果与之相悖，则会导致精神耗衰，内分泌失调，同时还会诱发许多疾病。

养生须遵循人体生物钟

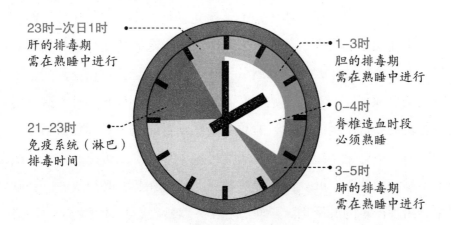

23时-次日1时
肝的排毒期
需在熟睡中进行

21-23时
免疫系统（淋巴）
排毒时间

1-3时
胆的排毒期
需在熟睡中进行

0-4时
脊椎造血时段
必须熟睡

3-5时
肺的排毒期
需在熟睡中进行

11

力戒酗酒，女性喝酒常伤肝

喝酒伤肝是尽人皆知的浅显道理。事实上，酒精进入人体后，必须经过肝的解毒才不会损伤其他脏腑。但如果一次喝酒过多，肝就会不堪重负，其功能发挥就会大打折扣。久而久之，肝就会严重受损，进而带来各种各样的疾病。所以，注重健康的女性朋友一定要力戒酗酒。

饮酒过度，百害而无一利

中国酒文化源远流长，"无酒不成席"已然成为中国人的风俗。但从健康的角度来看，这种风俗显然很不合理。饮酒过量势必损伤身体。长此以往就会形成酒精肝。为了融洽气氛而喝点儿酒，本来是无可非议的事情。但若过量甚至酗酒，就可能下了酒桌直奔医院了。肝的承受能力始终是有限的，一旦超出承受能力，人体便会出现各种病患。到那时再想回头就悔之晚矣。

熊总经营一家公司，业务繁忙。她几乎每天都要宴请客户，而且客户多是能喝酒的男性。久而久之，本来不会喝酒的熊总也开始大喝特喝起来。不到一年，熊总的酒量就迅速增长，与客户相处甚欢，生意自然是更加兴旺。不过，她私底下又非常苦恼：喝酒伤身，这可不是闹着玩的。每次喝酒之后，熊总都会感觉胃痛、头晕、食欲不振、全身乏力。最近，年纪轻轻的她居然出现了耳鸣。到医院一检查，结果证实是酒精性脂肪肝。医生提醒她："从现在起，必须戒酒。否则迟早会出现严重的肝硬化。"熊总惊出一身冷汗，这才开始下决心戒酒，调理好自己的身体。

长期酗酒，导致肝的解毒功能失常

医学上有一个研究，发现健康的正常人每天饮酒超过80克，就会在8年之内出现酒精性肝硬化。酒精原本是没有营养的物质，进入人体就会直接参与气血循环。一般说来，少量饮酒，酒精会经过肝的分解和排泄，对人体危害不算严重。如果饮酒过量甚至达到酗酒的地步，肝没有能力对所有酒精进行分解，就会出现酒醉的情况。究其实质，正是酒精中毒。可以肯定，长期过量饮酒的人，其肝必然遭受损伤，进而出现恶心、呕吐、食欲减退、周身乏力等肝功能失常症状。同时，酒的热量很高。当肝的解毒功能失常后，酒精中多余的热量就无法排泄，只好堆积在体内，从而导致湿热沉积，引发多种健康问题。

过度喝酒，伤肝又伤心

为了避免对身心造成无可挽回的伤害，在饮酒这个问题上应注意以下几点。

饮酒注意事项

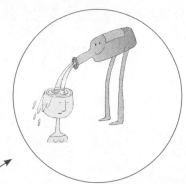

适量饮酒勿酗酒

一般来说，少量饮酒会具有活血、化瘀、暖身及预防动脉硬化的功效。尤其在冬天，少量饮酒对身体还是有一些益处的，但一定要控制好饮酒量。

切忌空腹饮酒

相对而言，空腹饮酒更容易喝醉。遇到不得不喝酒的场合，可以先吃一点儿菜垫垫肚子。如此一来，酒就能在胃中停留较长的时间，不至于迅速进入血液。

食物宜清淡

饮食上粗细粮搭配好。喝酒过程中，最好不要吃油腻的食物。多吃一些水果、蔬菜，有助于增加体内的营养，还能减轻酒精对肝的损伤。

尽量饮用热酒

一般来说，白酒和黄酒加热后，其中一些对身体不利的有害物质会挥发掉一部分。

解酒疗方——葛根汤

食材：葛根50克，枳实20克，栀子10克，豆豉30克，甘草10克。

做法：将上述药物放入锅中，加水300毫升，煎煮至200毫升，滤渣取汁，不拘时常服。

功效：解肌发表，适用于饮酒过多、胃有湿热所致头痛、恶心、呕吐等。

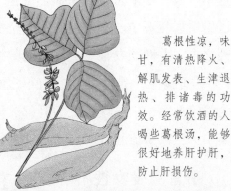

葛根性凉，味甘，有清热降火、解肌发表、生津退热、排诸毒的功效。经常饮酒的人喝些葛根汤，能够很好地养肝护肝，防止肝损伤。

很多人一直认为，茶能解酒，其实不然。《本草纲目》记载："酒后饮茶伤肾"，尤其是浓茶，给醉酒者饮浓茶，既伤肾，又会加重对心脏的刺激作用。

第三章 女性重保健，养肝是古训

酒不仅伤肝，而且也会伤心。仔细观察不难发现，那些醉酒的人往往胡言乱语，平时胆小谨慎的人会变得胆大妄为，甚至口不择言，很容易引发冲突。很多人之所以选择喝酒，就是认为"一醉解千愁"，能消解心中的郁闷之气，但事实恰恰相反，人在酗酒之后，情绪更加低落。这样一来，酒精对肝的危害是显而易见的，极易导致肝气郁结。酗酒的人，常常神志恍惚，记忆力衰退，脾气暴躁，人际失和。

12

婚后不孕，疏肝解郁为上策

婚后不孕有各种原因，其中之一就是肝郁造成的。因此，发现自己婚后不孕，不妨在疏肝解郁上做点儿文章。

从为人之女到为人之母，这是每一个女性朋友必经的人生阶段。这个阶段，很辛苦也很幸福。可是，有些女性朋友却意外地发现，自己婚后居然不孕。于是，去医院全面检查，寻找种种原因。在这些原因之中，女性朋友很少关注自己的抑郁情绪，更没有将抑郁情绪与婚后不孕联系在一起。其实，有很多女性朋友之所以婚后不孕，就是因为情绪低落，中医学称之为肝郁。如果确实属于这种情况，对策就很简单了：只要疏肝解郁，就能成功受孕。

肝郁引发女性不孕

如今，不孕不育的人越来越多，让人心生疑惑。现代人的生活条件、医疗技术是过去的人无法比拟的，为什么不孕不育的现象却越来越多呢？以从事办公室工作的职业女性为例，常年在舒适的办公室工作，不用经受风吹雨淋之苦，冬暖夏凉，身体应当更加健康才是。但是，从肝的健康角度来看，以上这些看似享受的现代生活方式并不利于五脏六腑的健康。办公室常年缺乏足够的阳光照耀，四季空调严重降低了人体的抵抗能力。于是，我们的脏腑渐渐失去了活力。现代职场竞争空前激烈，导致很多女性朋友始终承受着巨大的工作压力。焦虑、抑郁情绪如影随形，往往没有适当的疏泄渠道。这也就是很多人去KTV尽情唱歌之后，就感觉压力陡降的主要原因。要知道，不良的情绪对肝的损害特别大，极易导致气滞血瘀，进而影响正常的生殖功能。这正是肝郁引发女性不孕的主要原因。

夫妻常吵架，易导致肝气郁结

张女士结婚三年了，一直没有怀孕。最初，夫妻俩以为是丈夫的问题。可去多家医院检查之后，发现一切正常。难道是自己的毛病？张女士不敢多想，却又苦不堪言。后来，一位学医的老同学来看她，得知她婚后不孕，才告诉她："有些女性婚后不孕，是肝郁导致的。简单地说，就是消极情绪过重。"张女士似信非信，但又认定老同学不会欺骗自己。老同学询问张女士的婚后生活情况，张女士这才发现，自己婚后一直与丈夫三天一小吵、五天一大吵，还真没消停过。至于吵架的原因，有大有小：大的如买房、跳槽，小的就多了，连鸡毛蒜皮的事情也会大吵一顿。张女士也去医院检查了身体，自己和丈夫一样，都没有器质性的毛病。看来，老同学的话不能不信。

中医学认为，身与心是密切联系的，其密切程度往往超乎人们的想象。张女士和丈夫常年吵架，心情郁闷、愤怒，都会直接损伤肝。久而久之，肝气郁结，疏泄功能便完全失调。受其影响，冲任二脉也出现功能失调。于是，月经不调、胎孕失败就是很自然的事情了。

图解养肝速查手册

夫妻经常吵架，心情郁闷、愤怒，都会直接损伤肝。久而久之，肝气郁结，疏泄功能便完全失调。受其影响，冲任二脉也出现功能失调。于是，月经不调、胎孕失败也在常理之中。

婚后不孕，唯疏肝解郁为首任

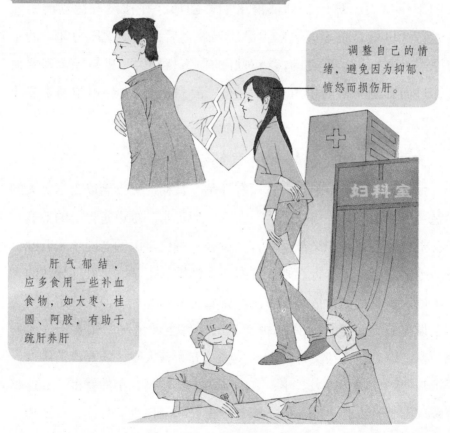

调整自己的情绪，避免因为抑郁、愤怒而损伤肝。

肝气郁结，应多食用一些补血食物，如大枣、桂圆、阿胶，有助于疏肝养肝

妇科宝

调整情绪，疏肝解郁好孕来

老同学慎重地给张女士开了两个药方：一是推荐了一些疏肝解郁的中药，嘱咐夫妻俩坚持服用；二是尽快去外地旅游一次，重温初恋的美好时光。张女士夫妇认真地照办了，心情大为舒畅，夫妻

俩也相敬如宾、和好如初。半年之后，张女士惊喜地发现，自己怀孕了。

所以，那些认定自己没有生育功能的女性朋友要注意了，如果夫妻俩的身体都很健康却长期无法怀孕，就要考虑是否为"肝郁"导致的婚后不孕了。如果真是这种情况，就要尽快调整自己的情绪，避免因为抑郁损伤肝。只有这样，才能圆自己当母亲的梦想。

那么，如果自己已经处于肝气郁结的状态，有没有简便易行的调整方式呢？这里介绍一个简单的办法，专门化解肝气的郁结。用手轻轻按揉大腿内侧，这里是肝经必经之地。按揉过程有可能出现一些淤积的颗粒，这就说明肝经气血不畅，极易影响胎孕生产。用手轻轻按揉这些颗粒，慢慢将它们揉散。长期坚持，肝经的气血就会越来越顺畅，脾气也会慢慢变好。

发现自己肝气郁结，应多食用一些补血的食物，如大枣、桂圆、阿胶，有助于疏肝养肝。中医学里有一个著名的补血方剂四物汤，该方由当归、川芎、芍药、生地黄组成，专门解决补血调经问题。如果不了解自身状况，应当遵照医嘱服用。

小叶增生，柴胡疏肝有奇效

乳腺小叶增生是常见的女性疾病之一。中医的临床治疗实践证明，运用柴胡疏肝加味治疗乳腺小叶增生，具有疏肝理气、活血化瘀、化痰、软坚散结的功效。

中医学解读小叶增生

中医学认为，乳腺小叶增生的发病机理主要是气滞血瘀痰阻所致。该病多发于25～55岁的女性，病史短至数月，长至数年。其具体表现为乳房胀痛或刺痛、乳房出现包块，经期往往加重，且病人烦躁易怒，情绪抑郁。

冯女士常听朋友说女性容易患上乳腺小叶增生，但一直没有当回事。没想到，最近一次体检，发现自己居然也患上了这种病。不过，冯女士倒没有慌乱。她联系了朋友并详细了解了该病的特点与治疗对策，自己也在网上搜集了不少资料。她去医院确诊时，医生告诉她，

 中药泡茶调理肝脾

养生专家认为，选择合适的中药泡茶可调整情绪，以减少对身体的伤害。生气容易引发很多的身体疾病，中医学认为"百病皆生于气"，保持乐观情绪对健康非常重要。

肝火旺盛
脾气大，情绪容易激动，常口干舌燥、睡眠不稳定、身体闷热、排便不畅或大便黏腻等

夏枯草菊花茶：夏枯草8克、金银花10克、菊花10克，开水冲泡即可

肝阳上亢
急躁易怒，面红目赤，头部胀痛，腰膝酸软，多见于高血压患者

决明子槐花茶：决明子20克，枸杞子10克，菊花、槐花、绿茶各5克，开水冲泡即可

肝郁脾虚
情志抑郁，爱生闷气，同时伴有腹胀肠鸣、大便偏稀等症状

茯苓薄荷茶：佛手10克，茯苓10克，陈皮10克，薄荷5克，开水冲泡即可

肝郁气滞
常多愁善感，会无故伤心流泪生闷气，妇女往往会出现乳房胀痛，月经失调等症状

佛手玫瑰茶：薄荷5克，佛手10克，玫瑰花5克，用沸水冲泡代茶饮

她的确得了乳房小叶增生。冯女士平时头晕、口干、大便干、小便黄，这些都是肝气郁结化火的具体表现。不过，医生也告诉冯女士，好在她发病时间较短，乳房里的小硬结还很小。在这种情况下，治疗起来相对容易。

柴胡疏肝散，疏解肝气，通调血脉

医生为冯女士开了柴胡疏肝散加味药后，用柴胡疏肝散加夏枯草、石菖蒲、防风、白术、佛手及穿山甲，用水煎服，每日1剂。冯女士遵照医嘱，仅仅服用一周，症状就明显减轻了。在此基础上，又加了生麦芽。没几天，乳房硬结明显缩小。一月之后，乳房胀痛消失，硬结彻底消散。

在中医学理论中，乳腺小叶增生症属于"乳癖"范畴，是典型的妇科病。其根源是情志内伤，肝郁痰凝，进而积聚乳房胃络。柴胡疏肝散主治肝气郁滞证、胁疼胸闷、抑郁易怒、脘腹胀满。既可疏解肝气，又能通调血脉。

14

月经不调烦恼多，滋阴养肝有规律

月经不调又称月经失调，属于典型的妇科病。其具体表现包括：月经周期异常，出血量异常，月经前、经期时腹痛难忍。究其病根，主要是器质性病变或功能失常。很多疾病都可能引起月经不调，诸如血液病、高血压病、肝病、内分泌病、流产、宫外孕、葡萄胎、生殖道感染、肿瘤等。

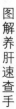

中医调养，轻松告别月经不调

王女士最近几年来一直月经不调，她为此深感烦恼。其具体表现为：一是经期错后；二是色淡量少，含有紫色小块；三是经前乳房胀痛、腰膝酸软、头晕眼花、食眠失常、形神消瘦。去医院问诊，医生的诊断为：舌质淡红，舌苔薄黄，按脉沉细略弦。医生认定，属于肝肾不足，气滞血瘀，冲任不调。

王女士问诊时，正处于月经来潮时期。医生着眼于补肝益肾、疏郁通滞、安神养心，为她开了一方。该方由当归、续断、丹参、刘寄奴、桑寄生、女贞子、白芍、茜草、炒酸枣仁、远志、夜交藤、香附、川芎组成。用水煎服，共4剂。

王女士遵照医嘱服用4剂，发现本次月经量有所增加，颜色转

 疏肝柴胡少不了

乳腺小叶增生是常见的女性疾病之一。中医临床治疗实践证明，运用柴胡疏肝散加味治疗乳腺小叶增生，具有疏肝理气、活血化瘀、化痰、软坚散结的功效。

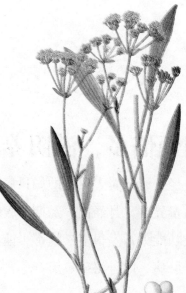

性味归经

性微寒、味苦、归肝经、胆经，具疏肝利胆、疏气解郁、散火之功效。

功能

透表泄热，疏肝解郁，升举阳气。

主治

感冒发热、寒热虚劳发热。小儿痘疹余热，面黄肌瘦腹部膨大，疟疾，肝郁气滞，胸胁胀痛，脱肛，子宫脱落，月经不调。

用法用量

煎服，3~10克。解表退热用量宜稍重，且宜用生品。疏肝解郁宜醋炙，升阳举陷可生用或醋炙，其用量均宜稍轻。

红，乳胀感减轻。但与此同时，食欲依然不佳，睡眠依然不好。于是，又去复诊。医生决定，仍然从益肝肾、调脾胃入手。医生为王女士又开了一方药，由续断、当归、夜交藤、女贞子、墨旱莲、炒白术、香佩兰、茯苓、紫厚朴、炒神曲、炒酸枣仁、陈皮、合欢花、远志组成。用水煎服，共6剂。

经过一段时间的调理，王女士发现自己的月经已基本正常，周期、经量、颜色都无异常。不过，饮食与睡眠的状况还不是特别理想。于是，继续按照医嘱，坚持长期调理。最终，王女士完全恢复了健康，彻底消除了所有不良症状。

 图解展示　月经不调，要滋阴养肝

现实生活中，类似冯某这样的女性朋友还有很多。发现自己月经不调时，除尽快到医院就诊外，还要注意以下几点。

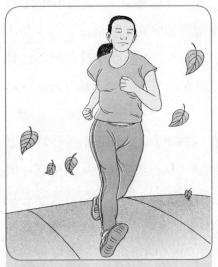

多参加一些全身性运动

　　全身运动有很多，如游泳、跑步等。每周最好进行两次，每次应在30分钟以上

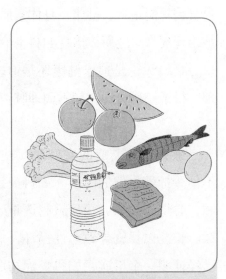

多食具有减压功效的菜肴

　　这类食物包括香蕉、卷心菜、土豆、虾、巧克力、火腿、玉米、西红柿等

妇科炎症，肝气不疏难去根

很多女性朋友都患有不同类型、不同程度的妇科炎症。对于这些女性朋友来说，这是最典型的难言之隐。一旦患有妇科炎症，往往会出现瘙痒、红肿、疼痛等症状，简直痛苦不堪。即使暂时治愈了也很容易复发。中医学认为，妇科炎症的根源往往是肝出了问题。按照这个思路来调理，有望获得比较满意的疗效。

妇科炎症最大的痛苦莫过于反复发作，难以根治，令人不胜其烦。很多人认为，出现妇科炎症多半是感染了细菌，因而首选西医治疗。根据这种理解，患者常常会去选购一些杀菌的洗液、栓剂，希望快速缓解症状。但是，中医学对此有不同的看法。在中医学的观念中，如果脏腑功能正常、健康，身体素质比较好，就算感染了一些细菌也不应该出现炎症。之所以出现妇科炎症，根源在于脏腑的衰弱。从各个角度来分析，无论是追求健康还是追求美丽，都必须高度重视对脏腑的调理。得了妇科炎症，却不调理脏腑，尤其是肝，自然会南辕北辙，久治不愈。

患有妇科炎症的女性朋友往往有这样的体会：在自己心情极度不佳，抑郁生气的时候，妇科炎症会比平时更加严重。尤其是瘙痒问题，心情越烦躁，瘙痒就越严重。反之，瘙痒越严重，心情就更易烦躁。长此以往就导致恶性循环，痛苦不已，永无宁日。这种现象其实已经证明一个事实：妇科炎症与肝的功能密切相关。当患者肝气郁结时，以乳房疾病和妇科炎症为代表的妇科疾病就与患者如影随形，难以摆脱。总之，只要肝气不疏，妇科炎症就难以彻底痊愈。

赵某原本是个开朗的人，一直被朋友们视为"开心果"，人缘

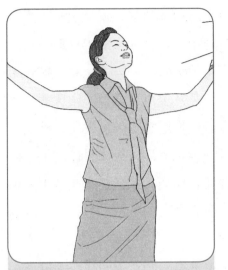

调整心态

临床发现，有很大一部分月经不调患者是因为情绪抑郁、精神受挫造成的。如能保持良好的心态，将有助于增强疗效

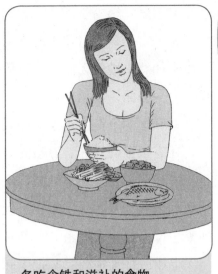

多吃含铁和滋补的食物

女性一旦出现营养不良，也很容易引发月经不调。平时应合理搭配饮食，尤其要多补充含铁的食物，以免发生缺铁性贫血

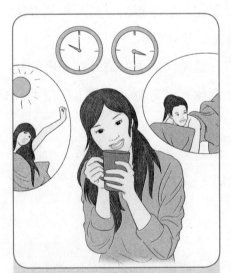

保持良好的生活习惯

熬夜、劳累及生活不规律，也会引发月经不调。因此，保持良好的生活习惯自然能够改善月经不调的状况

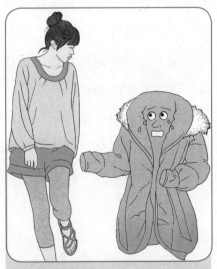

注意防寒保暖

女性经期如果受寒，就会导致盆腔内的血管收缩，引发卵巢功能紊乱，月经量就会偏少，甚至出现闭经

一直非常好。结婚生子之后，赵某得了产后抑郁症，就像变了个人。由于是剖宫产，伤口还不时疼痛，令她十分苦恼。生活中任何一点儿小事不如意，她就无法忍受，脾气变得很烦躁。一方面，身体疲惫不堪；另一方面，心情糟糕到了极点。赵某甚至对自己都非常厌恶。不久，更麻烦的事情出现了。她发现自己白带增多，颜色发黄，外阴瘙痒，还有很重的异味。万般无奈之下去医院就诊，得知自己患上了阴道炎。在朋友的介绍下，她购买了洗液和栓剂。最初还有些效果，但不久病情就又开始反复发作。她对西医完全失去了信心，就又找到邻居家一位很有经验的老中医求助。

老中医仔细地为赵某把了脉，认定她患有阴道炎的根源为肝气郁结。老中医说："由于你情志抑郁造成肝气不舒。肝郁气滞之后，逐渐化热。肝的疏泄功能逐渐失调，水湿运化失常。于是，湿热下注，在阴部形成严重瘙痒，白带也随之增多。对于这种情况，单纯使用西药灭菌，效果非常有限，更不可能根治。只要肝气郁结问题不解决，湿热之气就无法祛除，炎症就会反复发作。要想根治，最简单的办法还是要调理好肝。肝恢复正常，妇科炎症就会自然消失。"

老中医的一番话让赵某恍然大悟。她又向老中医请教调理肝的具体方法，老中医强调了三点：一是注意休息，避免过重的工作压力；二是随时控制自己的情绪，乐观地对待生活中的人与事；三是多吃一些清热利湿的食物，如大枣、莲子、山药等。赵某依法实行了一段时间，惊喜地发现妇科炎症已经不治而愈了。

妇科炎症自测表

	阴道炎	宫颈炎、宫颈糜烂	盆腔炎、附件炎	尿道炎	子宫内膜炎
外阴瘙痒	√	√			
白带异常	√	√	√		√
月经淋漓伴有痛经			√		√
尿频	√			√	
尿急	√			√	
尿痛	√			√	
下腹坠痛		√	√	√	√
腰骶酸痛	√		√	√	
房事疼痛	√	√	√		
提示炎症	阴道炎	宫颈炎、宫颈糜烂	盆腔炎、附件炎	尿道炎	子宫内膜炎

子宫肌瘤自测表

自测手段	症状	轻症	中度症	重症
看	阴道出血	月经增多经期延长	不规则阴道出血	出血量大，贫血
	白带	白带无原因增多	白带显著增多，伴有异味	白带呈现血样，伴有臭味
摸	自摸下腹	肿块如板栗	肿块硬且形状较大	明显凸出，腹部肿胀
感觉	疼痛	腰背酸累，下腹坠胀	腰背疼痛，下腹坠痛	腰背剧烈疼痛，不堪忍受
	压迫感	尿频	排尿困难	便秘，大便不畅

16

产后缺乳，调理肝经胜服药

　　很多女性朋友都知道，对于宝宝来说，母乳是最有营养的。因此，除非万不得已，最好还是母乳喂养。可是，偏偏有许多女性在生育之后乳汁不足。为了催乳，她们想尽办法，采用了各种偏方，效果却并不理想。这究竟是怎么一回事呢？原来，产后缺乳往往与肝功能失调有关。很多女性因为不了解这一点，一味从外部寻找良药，却忽视了内在的肝调理，难怪效果不佳。对相当比例的女性来说，只要肝健康，产后缺乳的问题自然能迎刃而解。

　　中国民间一向重视催乳问题，也在实践中总结了一些行之有效的方法。例如，给产妇喝鱼汤、猪蹄汤等。这种方法对有些产妇管用，但还有相当多的产妇依然收不到理想的催乳效果。对于这部分产妇，就要考虑是否存在肝问题了。按照中医学的理论，产妇在生育过程中会丧失大量的气血，进而导致气血不足。所谓乳汁，实际上为血所化，借气运行。由此看来，只要气血充足，就不愁缺乳、少乳。临床观察发现，多数产后缺乳的女性往往会出现胸肋胀痛、乳房胀痛。这正是情志不调、肝气不顺的具体表现。要想使乳汁顺利地流出，就必须在疏肝解郁上做文章。

乳头属肝，乳房属胃，胃经气血化为乳汁

　　孙女士最近悲喜交加：喜的是自己当了母亲，生了一个胖儿子；悲的是自己竟然产后缺乳，孩子只能靠奶粉充饥。想到孩子的健康，孙女士原有的喜悦早就消失得无影无踪了。找按摩师按摩也根本没有效果。不仅如此，孙女士还觉得乳房疼痛不止。宝宝饿得哇哇直哭，

部分女性产后哺乳期乳汁甚少或者根本没有，称为缺乳，又称"乳汁不行"。缺乳现象不仅可能出现于新产之后，在整个哺乳期均可能出现。

最实用的产后缺乳食疗方

病因	食疗方
乳汁不足，乳无汁（产后气血虚弱所致）	芝麻酱100克，鸡蛋4枚，小海米、葱丝、味精、食盐各适量。用水将麻酱调成稀糊状，然后将鸡蛋打入，兑适量水搅匀后入调料，置锅内蒸熟即可食用。此为1次食用量。每日2次，3日为1个疗程
乳汁不行，乳无汁（产后血虚津亏所致，热者更宜服用）	豆腐120克，红糖30克，黄酒1小杯。将豆腐、红糖入锅内，加水600毫升用文火煮，煮至400毫升时即可加入黄酒调服。吃豆腐，喝汤
乳汁不行，乳无汁（脾胃素虚，兼有肝部气滞，经脉不畅导致）	母猪蹄4只，土瓜根、通草、漏芦各100克，粳米（或糯米）500克。猪蹄洗净，每只切两半入锅内，加水3000毫升，旺火煮至1500毫升，取去猪蹄，放入土瓜根、通草、漏芦再煮，取汁900毫升，然后去滓，将米入汁内煮粥。乘热喝汁，以饱为度，若身热微汗出者佳，不见效再服
血虚乳少、乳无汁（产后脾胃虚弱所致）	莴苣子100克，糯米及粳米各50克，甘草25克。将上物加水1200毫升，煎汁至700毫升，去渣分3次温服，1~2剂即可见效
乳汁不行，乳无汁（产后乳房充胀，乳脉气血壅滞）	赤小豆50~100克。将小豆洗净入锅内，加水700毫升，大火煮至豆熟汤成，去豆饮汤
乳汁不下（脾胃不和）	豌豆100克，红糖适量。将豌豆用温水浸泡数日，用微火煮至糊状，调入红糖，不拘时食
乳汁不下（血虚所致）	赤小豆50克，糯米甜酒酿250克，鸡蛋4枚，红糖适量。赤豆洗净，加水煮烂，入甜酒酿，烧沸，打入鸡蛋，待蛋凝熟透加红糖，吃蛋喝汤

她自己的心情也更加郁闷。为了催奶，家人给她炖了黄豆猪蹄汤。结果，乳汁照旧一滴没有，乳房却更胀痛了。家人实在没有办法，就托人请来了一位中医师。

中医师根据孙女士舌质淡、舌苔薄白、脉弦数、左关郁涩这些症状，断定她属于因肝郁气结导致的乳道不通。中医学认为，乳头属肝，乳房属胃，胃经气血化为乳汁。因此，乳汁稀少或根本没有就证明脾胃气血亏虚，需要补气血，而如果乳汁原本充盈，但排出困难，就证明肝经不畅。孙女士的情况是乳房胀满，乳汁无法排出，属于肝气不通、肝经不畅。对策也很简单，前者需要补足气血，后者需要疏肝理气。孙女士显然属于后者。

中医师分析说："很多女性都存在显著的精神压力，所以，产后缺乳的现象越来越普遍。母乳喂养是最科学的，但偏偏很多女性缺乳、少乳。追根溯源，还是精神压力太大，情绪上无法放松。有些女性常与家人争执、吵闹，情绪更加低落。在这种情况下就很容易出现产后缺乳的问题。简单地总结一下，一是要补足气血，二是要畅通乳道。这两者都与情志有关。"

鲫鱼通草汤，催乳好汤剂

最后，中医师向孙女士介绍了一道具有催乳作用的鲫鱼通草汤。具体做法是：将鲫鱼（两条）去鳞去内脏，洗净，放入锅中；加入通草（6克）和适量清水煮汤；煮至汤色发白、鱼肉熟烂即可。鲫鱼通草汤可以每天喝，最好连喝一周。其功效主要是补虚养血、清热祛湿、利水和肝、通乳下气，最适合孙女士这样因肝气郁结导致的产后缺乳之症。

除了食疗之外，产后缺乳的女性还可以借助外力的作用，促进乳汁流出。产妇乳汁不通主要是肝经不畅造成的，如能科学地进行按摩，有助于疏通经络、畅通气血。不过，这种按摩必须专业，否则，不仅收不到预期的效果，还会造成一些副作用。按摩时，可用毛巾在

图解养肝速查手册

温水中浸湿，然后盖住乳房，用手掌轻轻按揉10分钟。注意，按揉方向应当是顺时针。如果按摩手法得当，乳房胀痛的感觉就应当有所缓解。只要每天坚持进行，就能促进乳汁分泌。当然，最关键的还是要调控好自身的情绪，避免肝遭受损害，进而影响母乳的形成与流出。有乳汁少的问题的新妈妈，可以适当食用一些催乳食物。鲫鱼通草汤就是一个好选择。

对于存在缺乳问题的新妈妈，可以在日常生活中适当调养，如穴位按摩、耳穴按摩、多吃具有通乳功效的食物及养成良好的生活习惯等，均可达到催乳的效果。

穴位按摩

乳根穴：在乳头直下，乳房根部，左右乳房各一个穴。操作手法：按摩者用中指点按被按摩者乳根穴1分钟，以局部有酸胀感为宜。

膻中穴：在胸部正中线上，两乳头连线与胸骨中线的交点。操作手法：用拇指自下而上推膻中穴约1分钟，以胀麻感向胸部放散为佳。

少泽穴：在小指外侧指甲角根部。操作手法：按摩者用拇指指甲掐被按摩者少泽穴约20秒，然后松开3秒，反复操作10次即可。

中脘穴：在胸骨下端和肚脐连接线中点处。操作手法：用拇指或中指按压中脘穴约1分钟，以局部感到酸胀为佳。

足三里：位置在胫骨外侧，在膝眼下方约四横指宽处。操作手法：被按摩者平躺，按摩者用拇指按揉足三里约2分钟，以局部有酸胀感为宜。

太冲穴位置：脚背面，第一、二脚趾根部结合处后方的凹陷处。操作手法：用拇指点按太冲穴半分钟。

耳穴按摩

中医学认为，"耳"与人体经络、脏腑有着密切的联系。刺激耳穴，可以治疗肝脾等多种脏腑病症。

选穴：取内分泌、胸、胃、脾、肝、神门、三焦穴，每穴按摩2～3分钟，以耳朵发热为度。

多吃通乳的水果和食物

多吃一些通乳的水果和食物，如木瓜、花生米、黄花菜、木耳、香菇等，木瓜性平味甘，具有消食健胃、滋补催乳、舒经通络之功效。

养成良好的生活习惯

正确、合理地注意生活、饮食、精神等方面的调理对缺乳的防治也不容忽视，及早开乳，养成良好的哺乳习惯，按需哺乳，勤哺乳，一侧乳房吸空后再吸另一侧。若乳儿未将乳汁吸空，应将多余乳汁挤出。保证产妇充分的睡眠和足够的营养，但不要滋腻太过。应鼓励产妇少食多餐，多食新鲜蔬菜、水果，多饮汤水，多食催乳食品，如花生米、黄花菜、木耳、香菇等，还要保持乐观、舒畅的心情，避免过度的精神刺激。

对于产后缺乳的新妈妈，不妨在日常生活中加以适当调养，如穴位按摩、耳穴按摩，另外还要多吃具有通乳功效的食物，养成良好的生活习惯，对催乳可起到很好的效果。

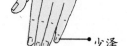

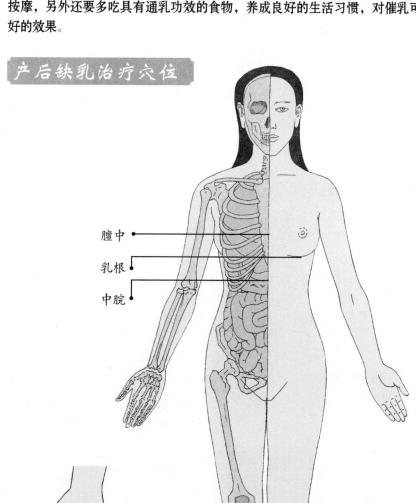

膻中

乳根

中脘

足三里

少泽

太冲穴

第三章　女性重保健，养肝是古训

图解展示 耳穴按摩治疗产后缺乳

中医学认为，"耳"与人体经络、脏腑有着密切的联系。通过刺激耳穴可以治疗肝脾等多种脏腑病症。以下每个耳穴按摩2~3分钟，以耳朵发热为度。

产后缺乳治疗耳穴

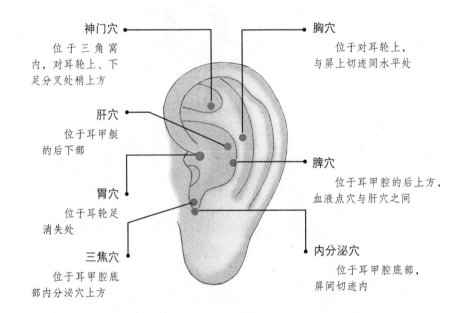

神门穴
位于三角窝内，对耳轮上、下足分叉处稍上方

肝穴
位于耳甲艇的后下部

胃穴
位于耳轮足消失处

三焦穴
位于耳甲腔底部内分泌穴上方

胸穴
位于对耳轮上，与屏上切迹同水平处

脾穴
位于耳甲腔的后上方，血液点穴与肝穴之间

内分泌穴
位于耳甲腔底部，屏间切迹内

妇科常见病的治肝八法

对于女性来讲，肝往往要为之养护一生，而对于肝的具体治疗法则，《素问·脏气法时论》中是这样说的，"肝苦急，急食甘以缓之""肝欲散，急食辛以散之，用辛补之，酸泻之"。以下表明肝为血脏，血燥则苦急，其性喜条达，故欲散，且以散为补，以敛为泻。为此，临床上也有"肝无补法"一说，这些说法都是根据肝的生理特性所拟定的基本法则。具体到妇科临床内容如下。

疏肝调气

疏通并舒理肝气郁结，肝气才能调达，从而调理全身的气机。疏肝调气在临床上主要用于治疗肝气病。调气重在上下舒理调达，气机之升降；疏肝重在疏通横散，气机之开阖与经络气血之疏浚。常用药物有柴胡、荆芥穗、香附、青皮、郁金、枳壳、砂仁、木香、瓜蒌、王不留行、漏芦等。

清肝泄火（清肝与泄肝）

清肝泄火即以苦寒泻火的药物来达到清肝热、泄肝火的目的。使之肝热得清，肝火得泄。主要用于肝热冲逆，肝火上升诸症。肝热势缓清之则热平，肝火势急非泄不折。火与热也是程度上的差异，所以清肝、泄肝同中有异。清肝常用的药物有黄芩、黄连、栀子、夏枯草等。泄肝常用的药物有龙胆草、芦荟、大黄等药。常用方剂如龙胆泻肝汤，当归芦荟丸。

清热平肝

清热平肝即治疗肝热上扰或肝阳上亢。常用的清热药物有桑叶、菊花等，如肝热重的患者可以配合一些清肝泄热的药物，如黄芩、栀子。若是肝阳上亢者，因其有阴虚的一面，应常配合养阴平肝的药物，如女贞子、墨旱莲、枸杞子等。常用的方剂如清眩平肝汤（经验方）。

抑肝潜阳

抑肝潜阳即治疗阴虚肝阳上亢。一方面养肝育阴，另一方面平抑肝阳，养肝阴常用的药物，如女贞子、墨旱莲、生地黄、山茱萸、枸杞子、龟甲、阿胶等，平抑肝阳的药物，如钩藤、菊花、僵蚕等。常用方剂如清眩平肝汤加味。

平肝息风

平肝息风是治疗肝风的方法。若为热痉风，则重用清热息风的药物，如羚羊角、菊花、钩藤、僵蚕。若为阴虚风动，则用养肝阴的药物或镇肝的药物，如生龙齿、生牡蛎、珍珠母、生石决明、朱砂面。常用的方剂，如羚角钩藤汤、镇肝熄风汤。

养血柔肝

养血柔肝包括养成肝、柔肝。两者意义相同，是治疗肝血虚的方法。肝为刚脏，赖血以养，所谓养肝柔肝实际上就是养肝血。常用的药物，如当归、白芍、熟地黄、川芎、何首乌等。常用的方剂如一贯煎，四物汤加味。

化阴缓肝

化阴缓肝治疗肝阴虚。用酸甘化阴的药物，间接养肝阴缓肝急。因为酸能敛肝阴泻肝阳，甘能养肝阴缓肝急。符合"甘以缓之，酸以泻之"的组方原则，常用的药物，如甘草、白芍、酸枣仁、浮小麦、百合、生地黄、麦冬等。常用的方剂如甘麦大枣汤、芍药甘草汤。

暖肝温经

暖肝温经治疗肝寒血滞，经脉受阻。主要使用温经散寒暖肝的药物，如吴茱萸、小茴香、荔枝核、橘核等。有时需配合一些活血化瘀通络的药物，如红花、桃仁、泽兰、益母草、牛膝等。常用的方剂如暖宫定痛汤、橘核丸等。

诸多实践表明，肝是人体中很重要的脏器之一。虽"肾为先天之本""脾为后天之本"，但对于功能的维持和调节来讲，肝是重要枢纽，以期保证机体的气血调和，阴阳平衡。

逍遥散（太平惠民和剂局方）

 组成 ▷ 柴胡15克 ＋ 当归15克 ＋ 白芍15克 ＋ 白术15克 ＋ 茯苓15克 ＋ 生姜15克 ＋ 薄荷6克 ＋ 甘草6克

肝气郁结，脾失健运，阴血不足

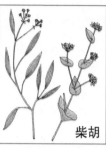

柴胡

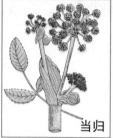

当归

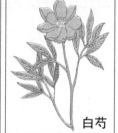

白芍　　　甘草

柴胡：疏肝解郁，以顺肝性为君药。

当归、白芍：养肝血，柔肝体，帮助柴胡恢复肝正常的顺达之性，兼制柴胡疏泄太过。

甘草：配合茯苓、白术益气健脾，配白芍以缓急止痛。

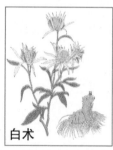

白术

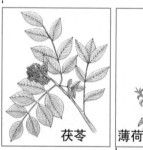

茯苓　　薄荷

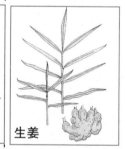

生姜

白术、茯苓：益气健脾，促进气血生化。

薄荷：辛凉，助柴胡以疏肝气、解郁热。

煨姜：辛温，助柴胡、薄荷疏肝，助茯苓、白术以健脾胃。

体用兼顾，气血同治；肝脾同调

 主治 ▷ 肝郁血虚，而致两胁作痛，寒热往来，头痛目眩，口燥咽干，神疲食少，月经不调，乳房作胀，脉弦而虚者。

 用法 ▷ 酌定用量，作汤剂煎服。

诸药相配，体现了肝脾同治，重在治肝之法

龙胆泻肝汤（《医方集解》引《太平惠民和剂局方》）

组成 龙胆草6克 ＋ 黄芩9克 ＋ 山栀子9克 ＋ 泽泻12克 ＋ 木通9克 ＋ 车前子9克 ＋ 生甘草6克 ＋ 当归8克 ＋ 柴胡10克 ＋ 生地黄20克

-- **配合成方，共奏泻肝胆实火，清肝经湿热之功** --

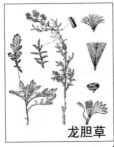
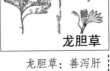

龙胆草

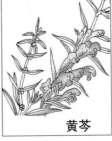

黄芩

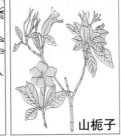

山栀子

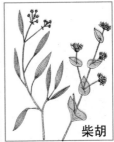

柴胡

龙胆草：善泻肝胆之实火，并能清下焦之湿热为君。

黄芩、栀子、柴胡苦寒泻火。

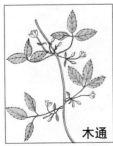

木通

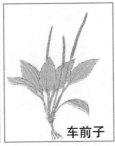

车前子

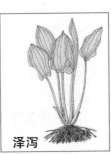

泽泻

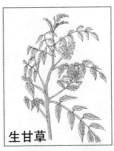

生甘草

车前子、木通、泽泻清利湿热，使湿热从小便而解，均为臣药。

甘草调和诸药为使。

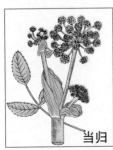

当归

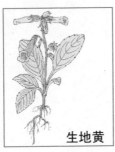

生地黄

肝为藏血之脏，肝经有热则易伤阴血，故佐以生地黄、当归养血益阴。

主治 肝胆实火上扰，症见头痛目赤，胁痛口苦，耳聋、耳肿；或湿热下注，症见阴肿阴痒，筋痿阴汗，小便淋浊，妇女湿热带下等。

用法 作水剂煎服，根据病情轻重决定用药剂量。也可制成丸剂，每服6~9克，每日2次，温开水送下。

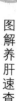

清眩平肝汤（验）

组成

| 当归3钱 | + | 川芎1.5钱 | + | 白芍4钱 | + | 生地黄4钱 | + | 桑叶3钱 | + | 菊花3钱 | + | 黄芩3钱 | + | 女贞子3钱 |

主治

妇女更年期综合征、经前期紧张症等，属于肝肾阴虚，肝阳亢盛，见有头晕、头痛（或血压升高），烦躁者。

| 牛膝3钱 | + | 红花3钱 | + | 墨旱莲3钱 |

- - - - - - - - **滋肾养肝，清热平肝，活血调经** - - - - - - - -

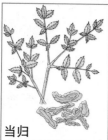

当归

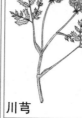

川芎

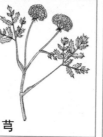

墨旱莲

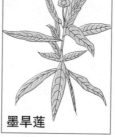

桑叶

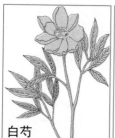

白芍

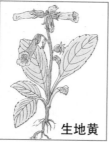

生地黄

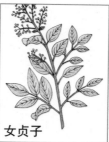

女贞子

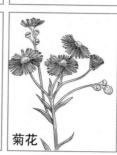

菊花

女贞子、旱莲草滋补肝肾以培本。

桑叶、菊花清热平肝以治标。

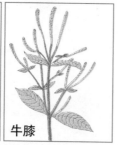

红花　牛膝

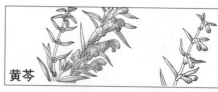

黄芩

黄芩清肝热。

方中当归、川芎、白芍、生地黄、红花、牛膝养血活血，引血下行以调经。

加减

热重者，去当归、川芎，加马尾连3钱；肝阳亢盛者，加龙齿1两。

镇肝熄风汤（《医学衷中参西录》）

组成

| 怀牛膝 30克 | + | 生赭石 30克 | + | 生龙骨 15克 | + | 生牡蛎 15克 | + | 生龟甲 15克 | + | 白芍 15克 | + | 玄参 15克 |

| 生草 4.5克 | + | 茵陈 6克 | + | 生麦芽 6克 | + | 川楝子 6克 | + | 天冬 15克 |

主治 肝风内动

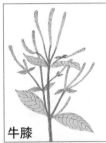

牛膝

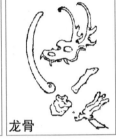

龙骨

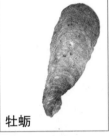

牡蛎

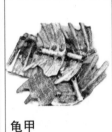

龟甲

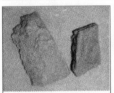

生赭石

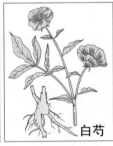

白芍

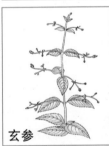

玄参

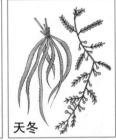

天冬

　　牛膝、赭石为君。牛膝最善引血下行，重用牛膝，可以将随风上逆的血引而下行，令血不致瘀阻于上。赭石色赤而入血，石体质重而下行，善于平定上逆之挟血肝风。二药相伍，一刚一柔，主治血逆之标实。

　　龙骨、牡蛎、龟甲三药，最善滋阴潜阳。三物均为水中之物，而入药皆用其骨，故善将浮越之阳潜降于水中。白芍养血柔肝而缓肝风之急，玄参、天冬善养阴而清热，六药共用为臣。

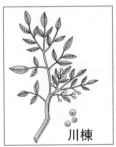

川楝

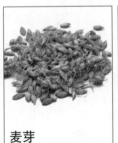

麦芽

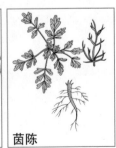

茵陈

　　方中川楝、麦芽、茵陈三药，神来之笔。加此三味以疏肝，如春风细雨，则上弊可除，故用为佐药。生草调和为使。

图解养肝速查手册

一贯煎（《柳州医话》）

组方 生地黄 30克 ＋ 北沙参 10克 ＋ 麦冬 10克 ＋ 当归 10克 ＋ 枸杞子 12克 ＋ 川楝子 5克

共奏滋阴疏肝之功

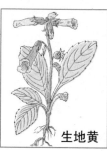

生地黄

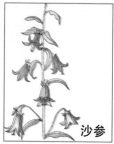

沙参

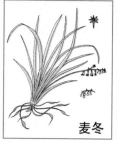

麦冬

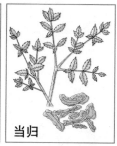

当归

方中重用生地黄滋阴养血以补肝肾为君。

北沙参、麦冬、当归、枸杞子配合君药滋阴养血生津以柔肝为臣。

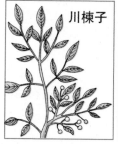

川楝子

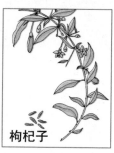

枸杞子

用法 水煎，去渣温服。口苦干燥者，加黄连。

更用少量川子疏泄肝气为佐使。

主治 滋养肝肾，疏肝理气。治肝肾阴虚，肝气不舒。胸脘胁痛，嗳气吞酸，咽干口燥，舌红少津，脉弦细弱。现用于胃溃疡、胃炎、慢性肝炎、肋间神经痛、高血压、神经官能症等属肝肾阴虚者。

有停痰积饮的患者忌服

第三章　女性重保健，养肝是古训

甘麦大枣汤（《金匮要略》）

 组方　小麦 30克 ＋ 炙甘草 9克 ＋ 大枣 10枚

用法　上三味加水适量，小火煎煮，取煎液两次，混匀，早晚温服。

功效　心阴受损，肝气失和之脏燥。精神恍惚，悲伤欲哭，不能自主，心中烦乱，睡眠不安，甚至言行失常，哈欠频作，舌淡红苔少，脉细微数。现代运用于神经官能症、癔症、抑郁症、更年期综合征等属心阴不足，肝气失和者。

加减　如心烦严重者加麦冬12克、鲜竹叶芯30条、丹参12克；心悸怔忡严重者加丹参12克、茯神15克、潞党参25克（或用汤药送服中成药归脾丸）；易怒烦热者加香附12克、素馨花7.5克、川楝子15克。

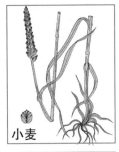

小麦

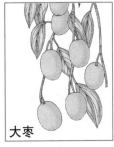

大枣

小麦能和肝阴之客热，而养心液，且有消烦利溲止汗之功，故以为君；甘草泻心火而和胃，故以为臣；大枣调胃，而利其上壅之燥，故以为佐。

有养心安神，柔肝缓急，补脾和中之功效

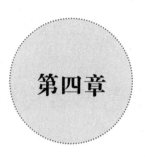

第四章

避开生活中的那些伤肝事儿

❀　❀　❀　❀　❀

　　我国是一个肝病大国，如何保护肝成了一个重要的问题。例如，缺乏运动则会导致过剩的脂肪堆积在体内，肝细胞一旦被脂肪塞满，自然失去了正常的功能。"平时打拼事业不容易，闲来补补强身健体"。其实这种观点大错特错。俗话说"是药三分毒"，长期过量服药，难免危及肝健康。一些受到农药、化肥和其他有害物质污染的食品和瓜果蔬菜，也会给肝带来严重威胁，还要再三强调的是，酒精伤肝……总之，日常生活中易伤肝的事情还有很多，而对于每日忙于工作的人来说，更要有意识地避开、远离那些伤肝事儿。

肝肾同源，两者均衡利养生

在一些养生书籍中有肝主升发的说法。所谓肝主升发，重在强调由气机的升降出入来展现生命力是否旺盛。两者既有联系，也有区别。一般说来，心情愉悦、容光焕发、神清气爽，都是生命力旺盛的具体表现。肝气正常升发是人体充满无限生机的前提。一旦肝气郁结，肝的生理功能就无法正常发挥，肝就无法主宰周身之气的升降出入，人体的生机就会受到压制，人就很容易出现头晕、眼干、易怒、胁痛等。

肝主升发，肾主收藏

由此可见，只有在确保肝气正常升发的前提下，肝才能正常工作，人体才能健康长寿。至于肾主收藏，这一点与肝主升发恰恰相反。打个比方，肾好比人体的粮仓，贮藏着异常宝贵的肾精。这种肾精是维持人体正常运转、促进人体生长发育的生命物质。对此，《黄帝内经》早有定论："肾者主蛰，封藏之本，精之处也。"既然肾精是确保肾生理功能正常发挥的重要物质基础，那么，注意收藏，防止肾精外泄就是当务之急。如果肾精大量外泄，肾水就无法涵养肝木，肝火必然过旺，肝气难以正常升发，生命就不可能充满活力。

肝与肾同等重要，一个主升发，一个主收藏。肝能升发，才便于肾更好地收藏。肾能收藏，才能向肝供应充足的能量，肝升发才有足够的后劲。两者之间是相互影响、相互制约的关系，缺一不可。要想获得健康的身心，既要确保肝的正常升发，又要确保肾的正常收藏。

图解展示　肝与肾的关系

　　肝与肾主要是精和血之间相互滋生、相互转化的关系。肝藏血，肾藏精。肝血需要肾精的滋养，肾精又依赖于肝血的化生。中医学称之为精血同源或肝肾同源。

精血同源，肝肾同源

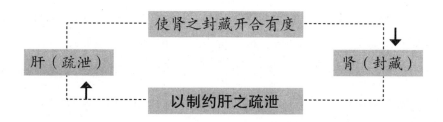

肝（疏泄）──使肾之封藏开合有度──肾（封藏）

以制约肝之疏泄

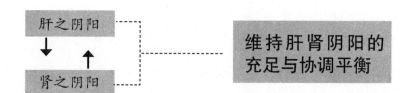

肝之阴阳 ──→ 肾之阴阳

维持肝肾阴阳的充足与协调平衡

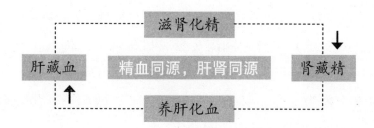

滋肾化精

肝藏血　精血同源，肝肾同源　肾藏精

养肝化血

以形补形，肝食疗益身心

中医学认为，"以形补形"并非无稽之谈。具体到补肝养肝的问题上，"以肝养肝"也是有一定的道理的。所以，身体虚弱或气血不足的女性朋友要想补肝养肝，就可以适当吃一些动物内脏，但由于动物内脏的胆固醇含量偏高，一般不宜过量食用。

很多人在天气干燥或工作忙碌时，常常会发现自己眼睛红肿、视物不清、头晕目眩。中医学认为，这都是肝火过旺的表现。如想缓解或改善这些症状，就要从养肝开始。具体说来，可以进食一些动物的肝。

周氏夫妇长期两地分居，一年也难得见几次面。每次见面，原本应当珍惜这来之不易的幸福时光。可他们却往往因为两地分居的问题而争吵不休，每次都不欢而散。周女士认为，丈夫和自己在一起的时间太少，总不想办法彻底解决。丈夫认为，这是工作需要，短期内很难解决，妻子为什么就不能理解自己呢。两人互相埋怨，见面一次吵一次。久而久之，周女士发现自己脾气见长，火气越来越大。此外，她开始感觉胸闷头晕、口苦咽干。周女士到医院检查，西医告诉她，肋骨下有一个硬包块，属于恶性病变，无法根治。周女士极为惊恐，又去找中医问诊。中医师确认她是肝气郁结，强调只要疏肝理气就能消除肿块。

诸风掉眩，皆属于肝

《黄帝内经》中早就提出"诸风掉眩，皆属于肝"。周女士因为常和丈夫吵架，心情郁闷，肝气郁结，进而导致头晕目眩、脾气暴躁。在人体的五脏六腑中只有胆是苦的。这就能间接地证明，口苦咽干往往与肝胆密切相关。至于肿块的出现，是源于长期的肝气郁结，

	食材	做法	功效
鸡肝粥	鸡肝100克，大米100克，葱、姜、盐、食用油各适量	把鸡肝洗净，切薄片，葱切丝，姜切末；锅中放入适量食用油，油热后，放入葱丝、姜末炒香，然后放入鸡肝翻炒一会儿，断生后，加入适量清水，放入洗净的大米，同煮成粥，加盐调味即可	养肝滋阴、补血明目，适用于肝血不足所致的头晕目眩、眼目干涩、胸闷气结等症
猪肝护眼汤	猪肝100克，干菊花10朵，料酒、盐、食用油各适量	把猪肝用清水浸泡，挤出血水，去掉筋膜和脂肪，洗净切片，用料酒和食用油腌制一会儿，然后和菊花一起放入锅中，加入适量清水，煮至熟烂，放盐调味即可	有清热散风、平肝明目、补血养血的功效，对于肝火旺引起的目赤肿痛、视物不清等有很好的疗效
养血护眼汤	鸭肝150克，芹菜50克，木耳20克，鲜蘑菇50克，蒜头、葱姜、麻油、盐、米酒各适量	将芹菜切成小段，蘑菇及木耳切成丁状，肝剁成泥状拌入米酒盐等调料。锅内入油烧至五分热，爆香姜、蒜，加入蘑菇、木耳，加适量水，煮沸，再加入肝泥并搅拌，调味，投入芹菜煮沸，起锅滴入少许麻油	此汤可以补益肝肾、养血明目、增强免疫力。适合肝虚目暗、视物模糊、夜盲、贫血症等

导致气血不畅、不旺，最终气滞于肋骨下。按照中医学的理论，这种疾病是由于情志不调引发的。因此，只要疏肝理气，促使气血通畅，就能迅速缓解。中医师建议周女士适当吃一些动物内脏，如猪肝、鸡肝、鸡胗、腰花、肥肠，对养肝极有帮助。

动物肝，食用方法要正确

周女士将信将疑。她担心食用动物内脏会增加脂肪和胆固醇，中医师解释说："你的问题源于肝气郁结，这是病根。如果得不到改善，就会导致气滞血瘀。体内废物大量堆积，不仅无法消除肿块，还会引起肥胖、肝胆等疾病。适当吃一些动物内脏，可以促进肝气通畅，有助于增强消化能力。只要控制进食数量是不会因此长胖的，也不会有其他的危害。当然，如果本身患有高血压、冠心病、肥胖症，就不要吃动物内脏了。"

在动物内脏中鸡肝的营养十分丰富，而且入味鲜美，具有显著的补血功效。中医学认为，鸡肝性温味甘，可补肝明目、养血补血。如果是肝血亏虚造成的眼目干涩、视物不清、病后贫血，就可以适当吃一些鸡肝，效果很好。《本草纲目》中就有相关记载，认为鸡肝能"疗风虚目暗"。

有些人还担心动物内脏不干净，存在一些毒素。其实，只要处理恰当就能清除毒素。动物内脏的毒素一般存在于残血中。因此，不仅要将动物内脏洗干净，而且还要在盆中浸泡，直至将残血全部流尽。

为了安全起见，进食动物内脏时还要注意烹饪时间。切忌为了口感细嫩而减少烹饪时间，一般不能少于5分钟。如果动物内脏还带血丝，就说明时间不够。否则，动物内脏中的病菌就会进入体内，影响人体健康。

　　脏腑功能讲的是各脏腑气的运行过程（升、降、出、入），在此过程中彼此相互配合。脾气升清将水谷精华上输于肺，采天地之精华形成气血津液来维持生命，胃与之配合，降浊气并排泄代谢糟粕于大肠、膀胱，排污去腐。

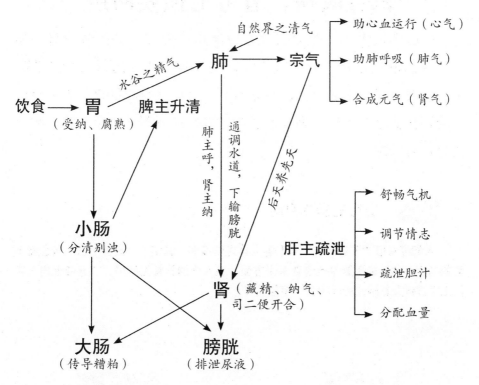

　　脾与胃居于中焦，以此形成全身升降的总枢纽；心在上焦为天，属火脏，肾在下焦为地，属水脏，天气下降，地气上升是自然规律，水火相济是心肾之必然，以此形成脏腑第二对升降矛盾；肺居上焦，向下布散水谷精华，通调水道，通畅元气，肝居下焦，向上疏散调达全身气机，正如阳气东面升腾，西面落山，所谓"左右者，阴阳之道路也"，以此形成脏腑第三对升降矛盾。脏腑功能就是三对升降矛盾，生物学上的生命过程就是饮食变气血精华，代谢垃圾进行排泄的过程。

3

积劳成疾，五劳七损要回避

　　中医学认为，五劳七损都有可能损伤肝肾，进而威胁身心健康。要想避免这种现象，就要注意从日常生活中的每一个细节着手，养成良好的生活习惯，精心呵护好自己的身心健康。无论身体是否存在疾患与不适，都要注意持之以恒地调理，避免五脏六腑承受过重的压力。

图解展示 　五劳七损要回避

　　人们经常用"五劳七伤"来形容人体虚弱多病。其实，"五劳七伤"包含着丰富的内容，其形成因素也包含着多个方面。在人们的日常生活中，"五劳七伤"实际上经常被人忽略，所以才会"积劳成疾"。

五劳

久视伤血

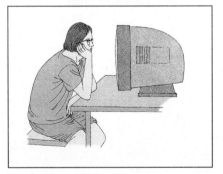

　　长时间阅读、玩电脑或长时间得不到休息，都会导致视力疲劳，伤血耗气，产生脸色苍白、头晕目眩、眼睛干涩等症

久卧伤气

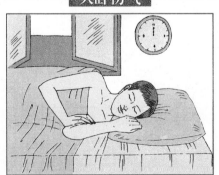

　　久卧会使气血凝滞不行，肢体筋肉之气渐趋衰弱，引起一些气血不足的表现，如精神萎靡、疲倦无力、食欲不振、心悸气短等症状

久坐伤肉

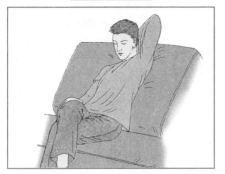

久坐会导致脾（主管肌肉、四肢）气不健康，胃功能减退，从而使气血不足，导致皮肉失养，肌肉松弛，四肢疲倦无力。易患慢性胃炎、腰肌劳损等疾病

行走时间过久，容易使肢体，特别是下肢关节周围的韧带、肌肉等筋腱组织受到扭伤或劳损，这也就是人走路多了会酸痛、疲乏的原因

七伤

久立伤骨

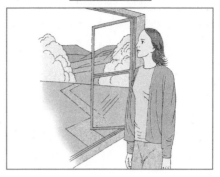

久立会影响气血的运行，使部分组织和细胞的营养失调，出现气滞血凝，导致某些骨骼关节发育畸形或活动障碍

久行伤筋

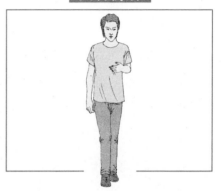

大饱伤脾

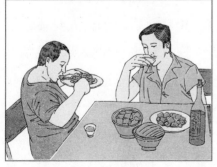

大饱后易伤脾，使人爱叹息，嗜睡而脸黄

大怒伤肝

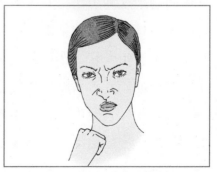

大怒时，气机上逆易伤肝，从而使眼部缺血，视物模糊

诸多疾病，由劳累引起

在现实生活中，很多人身患重疾，自己和周围的人都很清楚：其实是累出来的毛病。按照现在的说法就是过于疲惫，甚至出现透支生命的现象。一言以蔽之，就是积劳成疾。长此以往后果不堪设想。推而广之，很多疾病的起因都与劳累有关。先是造成脏腑的损伤，进而形成一系列连锁反应，最终导致重病在身，无法痊愈。这正是中医学反复强调的五劳七损的目的所在。

何谓"五劳"？"五劳"是指因为久视、久卧、久坐、久立、久行而导致的疾病。中医学一向有"久视伤血、久卧伤气、久坐伤肉、久立伤骨、久行伤筋"的说法，实际情况也的确是这样。在这"五劳"之中，无论是伤到了血、气，还是伤到了肉、骨、筋，都与肝的升发状况密切相关。

人体的五脏六腑都需要气血的滋养，也会参与对气血津液的输送工作，以满足全身的生理需要。肝更是这样。如果五劳过度，就意味着气血透支，肝失所养，五脏六腑的阴阳之气就势必失衡。正所谓："阴阳失衡，百病丛生。"由此可见，千万不要小看五劳，这对养生而言伤害是致命的。

五劳过度，气血透支，肝失所养

很多年轻人习惯于熬夜，认为自己精力充沛，不必太在意身体健康问题。这种想法是有害的。事实上，衰老也有一个过程，很多疾病都是日积月累的结果。毋庸讳言，相对而言，年轻人身体素质确实比中老年人好，在疲惫劳累之后，恢复起来也比较快。但随着年龄的增加，五脏六腑的功能会逐渐衰退，各种不适和疾病便会接踵而至。况且，健康与否，不能完全看外表，而五脏六腑的状况才更为精准。一些运动员四肢发达、体格强健，但内脏早已衰老。从养生的角度来说，他们其实不算是真正意义上的健康人。一旦五脏出现问题，尤其是肝功能失常，就会进而影响脾、肾，加速人体的

久坐湿地伤肾

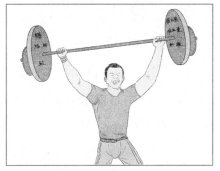

坐湿地过久或强用力举重物过久也会伤肾，使肾少精，腰背痛厥逆下冷

形寒饮冷伤肺

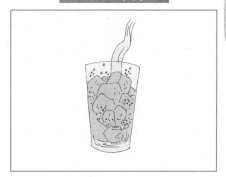

体寒的人喝冷饮就会伤肺，导致呼吸不畅，咳嗽鼻鸣

忧愁思虑伤心

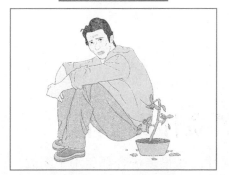

忧愁思虑伤心，使人易受惊吓，易发怒、健忘

风雨寒暑伤形

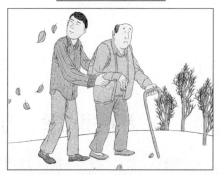

风、雨、寒、暑伤形，形伤则使人毛发皮肤干枯

恐惧不节伤志

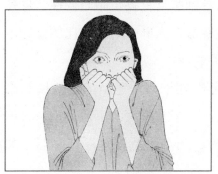

过度恐惧、不加节制，而损伤神志，致人神思恍惚，闷闷不乐

衰老进程。

何谓"七伤"？"七伤"是指大饱伤脾、大怒伤肝、强力举重、久坐湿地伤肾、形寒饮冷伤肺忧愁思虑伤心、风雨寒暑伤形、恐惧不节伤志。其中，尤其要关注大怒伤肝的问题，因为这几乎是现代人的通病，男女老少都是如此。中医学认为，人在生气动怒时就会大大损耗肝中的气血。反过来也一样，如果肝中气血不足或肝气郁结，人也很容易生气动怒。长此以往，就会导致严重的恶性循环，带来难以想象的后果。

4

力戒肝虚，男性贪杯伤身体

现代社会，交际频繁。尤其是男性，在很多场合都免不了喝酒。无论是生活中的聚餐，还是工作中宴请，喝酒都成了男性的专利。即使不想喝，酒量偏小，也往往迫于形势，舍命陪君子。从养生角度来看，男性适量喝酒有活血化瘀的效果，并非一无是处。问题是一旦过量，性质就变了，对身体的危害非常大，甚至是无可逆转的不利影响。医学研究证实，长期酗酒会导致肝细胞反复发生脂肪变性、坏死和再生，最终引发肝硬化。目前，脂肪肝在人群中的发病比例已经上升到5%，并且还有年轻化的趋势。

一旦得了脂肪肝，就表明人体已经处丁非常危险的不健康状态了。对此，中医学称为肝虚。肝虚会给人带来极大的不适，也对人体健康埋下了重大隐患。要想避免肝虚，当务之急就是严禁酗酒。如长期酗酒会导致肝细胞反复发生脂肪变性、坏死和再生，最终引发肝硬化。

长期酗酒终是害

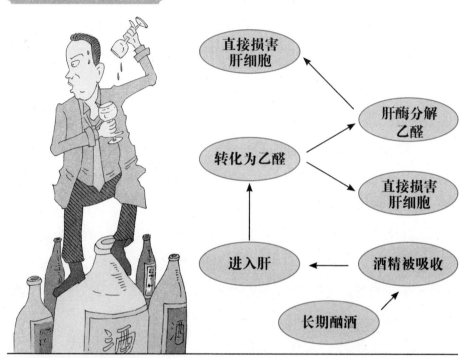

直接损害肝细胞

肝酶分解乙醛

转化为乙醛

直接损害肝细胞

进入肝

酒精被吸收

长期酗酒

酒精肝的防治

合理饮食	节制饮酒	养肝要补硒	调畅情志	劳逸结合
应以素食为主、粗细搭配、宜清淡、忌油腻、富营养、易消化为原则。禁忌生冷、甜腻、辛热及生痰助湿之品	适量饮酒有益健康，关键要把握好饮酒量。一旦出现酒精肝，无论属于哪一期，在疾病的治疗过程中及疾病康复后，必须绝对禁止饮酒	硒被称为重要的"护肝因子"，补硒能让肝中谷胱甘肽过氧化物酶的活性达到正常水平，对养肝护肝起到良好作用	要保持良好的心理状态，以免因心理压力和精神因素导致病情的加重	要注意锻炼身体，平衡体内的脂肪，及时进行合理的代谢

果说健康人还可以少许喝点儿葡萄酒的话，那么已经证实患有脂肪肝的人就必须滴酒不沾了。在此基础上，饮食应清淡一些，以谷类为主且粗细搭配。最忌讳进食油腻、辛辣的食物，应多吃水果、蔬菜、豆类、菇类、薯类。从预防脂肪肝、预防肝虚的角度来看，这样做也是很有效的。

贪杯必伤身体，这是最浅显不过的道理。最好的办法当然是戒酒。那么，无法推辞而不得不酩酊大醉的时候，如何迅速解除不良反应呢？这里介绍几种应急的方法。

醉酒应急有妙招

一是喝蜂蜜水。实践证明，酒后喝点儿蜂蜜水，能迅速缓解头痛症状。科学研究表明，蜂蜜中含有一种特殊的果糖，有助于分解和吸收酒精。此外，蜂蜜水还具有一定的催眠作用，次日醒来也不会感觉头痛。

二是喝西红柿汤。西红柿富含特殊果糖，能迅速缓解酒后的头晕症状。据测试，一次饮用300毫升以上的西红柿汤，可有效消除酒后头晕现象。当然，生吃西红柿也有相当的解酒作用，只不过效果稍微差一些。在西红柿汤中加入少量食盐，有稳定情绪的作用。

三是喝西瓜汁。人在大量饮酒之后，往往会全身发热。这时，如能及时饮用西瓜汁就能祛热清火，促进酒精迅速从尿液中排出，帮助全身降温。当然，如果喝酒后立刻喝一些西瓜汁，就能避免全身发热。

治疗早泄，补肝养心在首任

中医学认为，肾主生殖、藏精，肾虚则藏精能力下降，故产生早泄。因此，自古以来便有人主张早泄从肾论治，但治疗早泄需要先补肝。为何先补肝呢？

从中医学角度来讲，藏精的机制在"肾"，而排精的机制在"心肝"。心主神明，"统率"一切；肝主枢机，是"机关"要地。因此，补肾不如补心肝。这里所说的"肾""心""肝"均为中医学概念，并非具体的解剖器官。需要从心肝论治的早泄患者，一般有哪些特征呢？通常，这部分人思维比较活跃，善于表达自己对性的要求，凡事容易情绪化。总的来说，他们喜动而不喜静。

在日常生活中，早泄患者应尽可能少吃辣和刺激性食物，少饮茶及咖啡，多吃一些贝类、虾、甲鱼等滋阴食物。在药物治疗方面，如身体有明显的不适，应在中医师指导下选择适合的治疗方法和药物，不要滥用补肾药品及保健品，特别是温肾壮阳类药品及保健品。如白果和莲子是治疗早泄、养心补肝的好方法。

白果又称银杏，对遗精者宜蒸熟、炒熟或煨熟食用。李时珍曾说："熟食温肺益气，定喘，缩小便，止白浊。其气薄味厚，性涩而收。"《本草再新》认为，白果"补气养心，益肾滋阴"。民间常将白果作为治疗遗精的食品。如《山东中药》中载：白果"治遗精，遗尿"。《湖南药物志》中介绍："治梦遗：银杏三粒，酒煮食，连食四至五日。"

医学教授的经验方有两个，一是用白果仁10克，炒后入水煎，加糖后连汤食之，或炒燥研粉服。二是用生白果仁2～3粒，研末，另取鸡蛋1枚，开个小孔，将白果末塞入鸡蛋，以纸糊封，于饭锅上蒸熟，每日吃蛋1~2个。

此外，还有莲子。莲子性平，味甘涩，能养心、益肾、补脾、固涩，体虚遗精早泄之人均宜食用，尤其是心肾不交而遗精者，食之更佳。

6

人老体衰，护肝功课要坚持

在古代汉语中一向有"肝脑涂地""肝胆相照"之类的说法。这就证明，在古人的心目中，肝胆与脑一样重要。现代医学研究证实，在人体的器官中肝属于新陈代谢最为旺盛的一个器官。肝的功能至关重要，具体包括：对脂肪、糖类及蛋白质的代谢与储存；对血液浓度的调节；对胆汁的分泌；对毒素的解析等。

肝保养，尤其老人要重视

不可否认，随着年龄的增长，老年人的体质处于逐渐下降的趋势。其具体表现就是以肝为代表的各个脏器开始逐渐退化。相对于青年人的肝而言，老年人的肝趋于"硬化"，其柔软度及固有功能都显著降低。因此，从养生的角度来看，老年人必须高度重视对肝的保养。

根据正、反两方面的经验与教训，老年人护肝必须坚持做好日常功课。

银杏树又名白果树，古称鸭脚树或公孙树，具有"植物活化石"之称。它是世界上十分珍贵的树种之一，是古代银杏类植物在地球上存活的唯一品种。

白果的植物形态

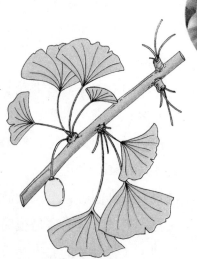

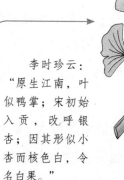

李时珍云："原生江南，叶似鸭掌；宋初始入贡，改呼银杏；因其形似小杏而核色白，今名白果。"

据《本草纲目》记载："白果熟食温肺益气、定喘嗽、缩小便、止白浊。"因此，对于痰多喘者疗效显著。定喘汤（中医治疗哮喘）就是以白果为主的药。

白果妙用

白果有较显著的温和收涩止带作用，是治疗白带过多的良药	
症状	**用法**
下元虚衰、白带清稀	用白果与莲米、胡椒同乌骨鸡炖服
白带色黄、黏稠且有臭味者（由湿热导致）	白果20克、芡实15克、黄柏15克、鸡冠花10克、车前子10克煎服
头面癣疮、酒渣鼻、无名肿毒、乳痈溃烂	头面癣疮、酒渣鼻、无名肿毒、乳痈溃烂：生白果去壳捣烂如泥状外涂患处

老年人护肝注意事项

注重饮食卫生。饮食不能只求口味，而不考虑健康问题。对于老年人来说，饮食不能过量。尤其是高脂肪饮食应当尽量控制。此外，凡是油炸、熏烤、腌制、辛辣、生冷、霉变的食品都不能吃。要随时注意食物的保质期，进食之前一定要注意卫生问题。

适当补充营养。对于老年人来说，优质蛋白、糖、维生素等都是非常理想的护肝营养素。平时可适当吃一些瘦肉、鱼、蛋、乳、豆制品。米、面等主食中含有丰富的糖类，新鲜蔬菜和水果中含有丰富的维生素，都是老年人的理想食物。

培养良好的习惯。由于体质趋于下降，老年人尤其要培养良好的个人卫生习惯。自己使用的毛巾、牙刷、水杯、剃须刀等，不要与他人共用。否则，极易染上各种病毒性肝炎。每次外出活动回家之后，第一件事就是及时洗手、洗脸，确保清洁卫生。

戒除烟酒浓茶。对于老年人的肝而言，不仅烟酒威胁极大，而且浓茶也非善类。很多老年人喜欢喝茶，认为这是很简便的养生之法。有些老年人还非常讲究，特别关注各种茶的养生功效。但要注意，最好喝淡茶，切忌喝浓茶。否则，浓茶会和烟酒一样给予肝强烈的不良刺激。

保持愉悦的心态。人生不如意者十之八九，老年人在生活中更是难免会遭遇各种各样的烦心事。在这个时候切忌勃然大怒。中医学认为"大怒伤肝"，会严重威胁人体的免疫功能。一旦免疫系统丧失固有功能，各种病毒就会乘虚而入，直接侵害人体健康。因此，保持愉悦的心态是防治肝病的重要原则。

避免胡乱用药。药物进入人体之后，会经过肝的分解、吸收，再分送给其他器官，促使其发挥应有的药效。如果服药过多过乱，就会在体内严重堆积，产生大量毒素。肝不仅无法顺畅解毒，反而会遭受毒素的损伤。俗话说："是药三分毒。"因此，老年人要想确保身体健康，就切忌胡乱用药。

对于老年人而言，人体各大器官的运行都已进入了下滑阶段。老年人的日常饮食也要有讲究。

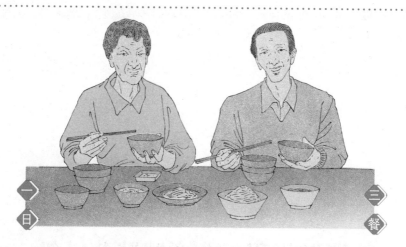

一日三餐

早餐好一点儿

早餐选择质量、营养价值高的食物，吃得精一些，应占全天总热量的30%～40%。忌吃油腻、煎炸、干硬及刺激性大的食物。

晚餐早一点儿

"胃不和，夜不安"，老年人晚餐时间在下午六七点为宜。晚餐吃得太晚，易囤积热量，消化不良，引发尿路结石，还会影响到睡眠。

菜要淡一点儿

老年人味觉功能逐渐减退，总偏爱于味重的食物，盐的摄入量也有所增加，同样也加重了肾的负担。老年人每天食盐的摄入量约5克。

数量少一点儿

老年人胃液分泌降低，吃得过多会出现肚子胀、不消化。

蔬菜多一点儿

蔬菜不仅可以保护心血管，还能起到防癌的作用。

老年人不可缺乏的维生素

维生素A

老年人的上皮细胞易受损伤，抵抗力较低，维生素A为脂溶性，可以维持各种上皮细胞的生长，增强对传染病的抵抗力

维生素E

可消除自由基、抗氧化。清除体内的过氧化脂质、消除体内的脂褐素，从而延缓机体的衰老过程

维生素C

可增加人体抵抗力，促进伤口的愈合，对血管、肌肉、骨骼、牙齿等起到一种维护的作用

维生素B_1

维生素B_1可增加食欲，营养神经，增进肌肉功能等作用，除此之外还可预防脚气病

坚持合理的锻炼。生命在于运动，但必须得法。一般说来，老年人运动量偏少，导致体内脂肪逐步堆积，进而引发肥胖症、高血压、糖尿病及脂肪肝。如能持之以恒地进行适量的运动，就能促进气血循环，不仅防病健身，而且延年益寿。事实证明，合理的运动还将增进老年人的食欲，保证老年人的睡眠质量，提高老年人的自身免疫力。

脂肪堆积，儿童肥胖莫轻忽

现在，大街小巷的肥胖儿童已经屡见不鲜了。有些孩子因为饮食不当，10岁左右就进入肥胖状态，甚至罹患脂肪肝。据某市医院的临床统计，在过去20年中，儿童的肥胖率翻了三番。各地的具体统计数据会有差异，但总体趋势却是一致的。众所周知，肥胖可以引发脂肪肝。研究表明，接近一半的肥胖患者会出现程度不同的脂肪肝。既然肥胖儿童大量出现，那么，脂肪肝出现在儿童身上就不足为怪了。

脂肪肝日趋儿童化

为什么会有这么多的肥胖儿童出现呢？究其原因，不良的生活方式是罪魁祸首。只要注意观察就会发现，大多数肥胖儿童都特别能吃，但消化吸收能力却非常差。这些孩子特别喜欢吃汉堡、薯条这一类垃圾食品，喜欢喝含糖高、热量高的可乐、雪碧。每天在家吃饭时又少不了大鱼大肉。久而久之，不发胖才是匪夷所思的怪事！

临床有很多人都认为脂肪肝是成人的专利，儿童和小儿是不会患脂肪肝的，这种说法大错特错。据专家介绍：儿童患脂肪肝的病因主要有以下两点。

如何应对儿童脂肪肝

① 高脂膳食或长时期大量吃糖、淀粉等碳水化合物使摄入的能量远超过消耗的能量，多余的能量便演变成脂肪储存于体内

② 蛋白质、B族维生素摄入不充分（尤其是维生素B_1缺乏），可使肝内的脂肪代谢产生障碍，脂肪积聚于肝便形成脂肪肝

③ 其他，挑食、厌食，如爱吃肉、不爱吃蔬菜，或爱吃零食，除一日三餐外，嘴里总是不空，爱吃油炸和膨化食品等

饮食结构不合理

限制热量摄入

主要控制糖类和脂肪的摄入，这些营养物质超过代谢需要时就会变成脂肪储存在体内。

注意摄入足量的维生素

多吃含糖量低的新鲜蔬菜、瓜果，如芹菜、菠菜、小白菜、黄瓜、冬瓜、竹笋、番茄等。

合理的饮食结构

可食牛奶、鱼类、豆制品等富含蛋白质的食物，尽量少吃猪肉、牛肉食物，以保护和促进已损伤肝细胞的修复和再生。

减少糖类和甜食

许多儿童都喜欢喝可乐等甜饮料。饮料中的果糖在人体内的代谢过程不受磷酸果糖激酶的控制，可以转化为更多合成脂肪需要的甘油。当摄入量大时，果糖就成为合成脂肪的原料。

贪吃贪睡，缺乏运动

儿童贪吃贪睡，不爱运动亦是脂肪肝发病的主要因素之一（特别是体重明显超重的儿童）。

错误饮食观，产生恶性循环

实际上，儿童的肥胖有一个过程。正所谓："一口吃不成大胖子。"那么，最初发现孩子发胖时，他们的父母为什么不引起重视，为什么不采取措施呢？这就不得不说到中国家庭的传统观念了。在很多成年人的心目中，胖胖的孩子就意味着健康，太瘦了就不健康。在这种观念的影响下，孩子大鱼大肉吃得越多，成年人越高兴。孩子受到鼓励，自然大吃特吃。中国家庭逢年过节，常常大餐一顿。这种饮食习惯也直接引发了孩子的肥胖问题。另外，中国儿童的运动量普遍偏小，即使上体育课，也不太愿意活动。再加上中国父母往往更看重孩子的学习，一到周六日，往往催促孩子学习，却不愿意让孩子外出运动。一旦出现肥胖征兆，孩子稍一运动就会汗流满面，显得非常吃力。于是，恶性循环就逐渐产生了。

肥胖儿童的减肥良策

那么，肥胖儿童应该怎么办呢？有没有什么减肥良策？主要可以从以下两方面进行努力。

一是适当增加运动。适当的运动可以促进人体的新陈代谢，使气血通畅，保持身体健康。实践证明，合理运动的儿童往往拥有良好的睡眠。这对于促进身体健康、开发大脑潜力、提高学习成绩，都是非常有益的。

二是科学调整饮食。父母要掌握科学饮食知识，改变不合理的饮食习惯。要鼓励孩子多吃蔬菜、水果，多吃薯类、菇类、豆类食物，少吃零食类的垃圾食品。有些孩子喜欢吃油炸、辛辣、腌制、烧烤类食品，父母要想办法予以纠正。这对于预防和治疗肥胖症都是切实有益的。

以中国平衡膳食宝塔为标准

这种平衡膳食搭配共分五层，包含我们每天应吃的主要食物种类。宝塔各层位置和面积不同，这在一定程度上反映出了各类食物在

图解展示 儿童肥胖危害大

儿童肥胖四大主要危害

儿童正处在生长发育最旺盛时期，骨骼中含有机物的比例大，受力容易弯曲变形

影响生长发育

影响智力开发

儿童肥胖危害大

肥胖儿童多伴有高脂血症、肺通气不良、心功能减弱、脂肪肝、关节炎等

影响生理功能

影响身心健康

我国医学专家实验证明，脑组织中合脂肪量过多容易形成"肥胖脑"。"肥胖脑"的思维迟钝、记忆力差。因而肥胖会严重影响儿童智力的开发

肥胖儿童有嗜睡、嘴馋、爱吃零食等习惯。加之动作笨拙、反应迟钝，因而在集体活动中常受小伙伴们取笑、讥讽。久之，会妨碍他们的身心健康

儿童平衡膳食宝塔

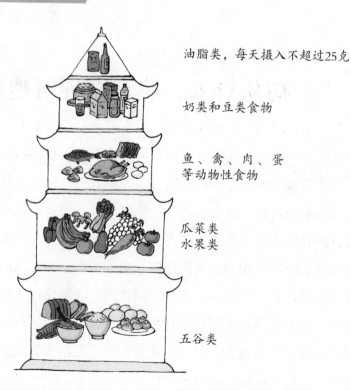

油脂类，每天摄入不超过25克

奶类和豆类食物

鱼、禽、肉、蛋等动物性食物

瓜菜类
水果类

五谷类

膳食中的地位和应占的比重。

五谷类位居底层，瓜菜和水果类占据第二层，鱼、禽、肉、蛋等动物性食物位于第三层，奶类和豆类食物占第四层，第五层塔尖是油脂类，每天摄入不超过25克。

现在很多的孩子发胖与当前家庭膳食有很大的关系，很多家庭把鱼、禽、肉、蛋等动物性食物置于第一层，把粮食食物放在第二层，这种颠倒膳食宝塔的做法致使越来越多的孩子发胖。

正确调理饮食，无论是儿童还是成年人，对健康都有一定的好处。否则不仅会容易得脂肪肝，还会让人患上其他的疾病，如糖尿病、高血压、肥胖症等！

病从口入，膳食合理可瘦肝

《黄帝内经》中明确指出："膏粱之变，足生大疔。"这里说的"膏粱"，指的是油腻厚味的食物，"大疔"指的是恶疮肿毒，相当于今天所说的癌症之类的不治之症。古人极富远见地阐明了一个浅显而又深刻的道理：饮食不当，往往是导致严重疾病的根源。为此，古人强调养生之道，提倡善待自身，注重饮食健康。毫无疑问，与懂得养生之道的古人相比，现代都市人确实太不爱惜自己的身体了。每逢过年过节都是大吃大喝。在短时间之内，人体摄入大量的高脂饮食。这就为脂肪肝的产生创造了理想的条件。医学专家提醒我们，千万不要过量进食高脂饮食，否则，就会产生大量的多余脂肪积存在自己的肝内。这就是病根、病源。

得了酒精肝要及时发现，根据自己的不同症状，及时去正规医院接受治疗，一定不要错过了最佳治疗时机。

酒精性脂肪肝

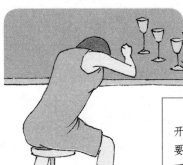

酒精性脂肪肝是由于长期大量饮酒导致的肝疾病

治疗要从限制酒精摄入开始，轻度酒精性脂肪肝只要戒酒4～6周，转氨酶就有可能降低到正常水平

糖尿病脂肪肝

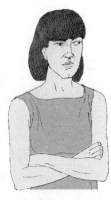

糖尿病患者体内由于胰岛素分泌不足或相对缺乏，容易引发肝的脂代谢紊乱。另外，糖尿病患者肝对糖的利用减少，释放增加，也是引发脂肪肝的原因

这类病人一方面要积极采取病因治疗，另一方面要求低糖、低脂肪、低热量及高蛋白饮食，病人脂肪热量占总热量的25%以下为宜

肥胖性脂肪肝

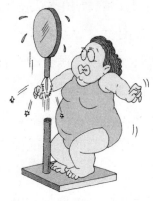

即肝内脂肪堆积与体重相当。其中30%～50%的肥胖症合并脂肪肝

治疗时应以调整饮食为主，坚持"一适两低"，即适量蛋白、低糖和低脂肪

营养不良导致蛋白质缺乏是引起脂肪肝的重要原因，多见于摄食不足或消化障碍，不能合成载脂蛋白，以致三酰甘油积存于肝内，形成脂肪肝

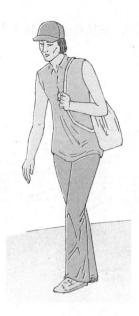

治疗时应给予高蛋白质饮食后，肝内脂肪很快减少

合理饮食，别为脂肪肝创造有利条件

刘先生是一家企业的行政主管，每天都有很多应酬。因此，抽烟喝酒是免不了的，吃的又都是一些大鱼大肉。久而久之，他开始发胖，不仅原有的衣服不再合身，就连普通的下蹲都成了异常艰难的事情。更令他万分沮丧的是，医生告知他："你已经患有脂肪肝。这是长期饮食过度，热量堆积超过体能消耗的结果。"医生进一步替他分析："你现在只是肥胖的开始。如果不尽快改变目前的饮食方式，体重还会进一步增加。到那时就会导致各种疾病，诸如肝硬化、肝癌、动脉粥样硬化和心脑血管疾病。"医生的一番话让刘先生惊出一身冷汗，他感到必须要改变自己的饮食习惯了。

生活中还有一些朋友走向另一个极端，那就是只吃素、不吃荤。他们认为，这样做既不会导致肥胖，又能促进身体健康。可是，他们万万没想到，自己竟然也患上了脂肪肝。医学专家告诉我们，营养过剩确实会导致非酒精性脂肪肝。道理很简单，过剩的营养物质很容易

转化为脂肪储存在体内，这就是肥胖的根源之一。但是，如果长期营养不良，导致身体缺少必要的蛋白质和维生素，也同样会引起营养缺乏性脂肪肝。

在这方面，很多女性朋友容易出现偏差。她们为了保持身材，热衷于少吃甚至不吃。从表面上看，她们很少吃主食，确实不容易肥胖。但由于无法获得葡萄糖及脂肪燃烧时所需的氧化酶类，人体就会动用身体其他部位储存的脂肪、蛋白质。于是，大量的脂肪、蛋白质就经过了肝这一"中转站"，造成严重的滞留，进而产生营养缺乏性脂肪肝。由此可见，饮食上应当合理有度，既不能胡吃海塞，也不能缺饮少食。

9

贪心试用，疾病染身方叫苦

现在，很多商家挖空心思地进行促销活动。其中一种方式就是免费试用化妆品。很多消费者认为，既然是免费试用，何乐而不为呢？反正也不一定买，不可能上当受骗。殊不知，上当受骗谈不上，却因为贪图免费而导致各种疾病。这并非危言耸听。据相关调查显示，经常试用免费化妆品的人群中，引发各种传染疾病的比例竟然超过了80%。

贪小便宜吃大亏

小田是个购物狂，尤其喜欢去商场免费试用各种化妆品。最近，她发现自己茶饭不思，脸色蜡黄。去医院就诊，才知道自己已经患上了急性肝炎。小田百思不得其解，因为她平时非常注重个人卫生，在饮食方面非常小心，怎么会无缘无故地患上急性肝炎呢？

医生最初也觉得奇怪。在得知小田有试用免费化妆品的习惯后，医生便告诉她："这应当是你生病的主要原因。很多商家都让消费者免费试用化妆品，还声称不是进口的食物，不会造成任何危害。殊不知，很多试用的化妆品是多人使用的，这就在无形中增加了感染疾病的概率。调查显示，在商场免费试用唇彩的消费者中，引发各种疾病的比例超过80%。"

实际上，如果试用同一支口红，很可能患上传染性肝炎；如果试用同一支睫毛膏，很可能传染结膜炎、沙眼。此外，一些真菌、螨虫也很容易因为试用而传染。一般说来，试用品往往容易触及口、眼、鼻等重要器官，只要这些样品在试用过程中沾染了病毒就会诱发各种疾病，并导致严重的交叉感染。有些疾病存在一定的潜伏期，即使感染上了，当时也往往不会察觉。

由此可见，试用化妆品时一定要格外小心，切勿贪心。即使真要试用也不要试用别人可能已经试用过的化妆品。须知，美貌固然重要，健康更是不可忽视。

10

饮食无度，肝硬化转肝癌

目前，中国的脂肪肝发病率已超过10%，比十年前增加了一倍。究其原因，除了运动量不足之外，饮食无度是一大关键。在肝病中，脂肪肝是最常见的。如果饮食无度，爱走极端，如吃得太好或吃得太

图解展示 为健康着想，别贪试用化妆品

据美国一项最新研究发现，商场化妆品专柜试用装和其他试用产品中潜藏着许多细菌和病毒，甚至包括大肠杆菌，这对女性健康存在很大的威胁。所以，建议消费者不要分享试用化妆品。

分享试用化妆品的危害

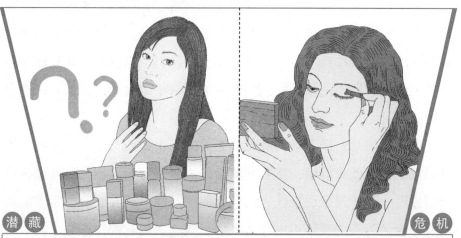

潜藏 危机

"试用装"的瓶瓶罐罐中潜藏多种细菌和病毒，如大肠杆菌、单纯疱疹病毒、葡萄球菌和链球菌等。大肠杆菌感染者表现为胃痛、腹泻，严重者甚至有生命危险，除此，还易患上结膜炎、带状疱疹等疾病。感染单纯疱疹病毒可使人口唇生疮。

避免分享

美国食品和药物管理局指出："不要和他人分享或交换眼部化妆品，即使对方是你的好朋友。他人携带的细菌对你有害，那些多人使用的化妆品试用装污染概率更高。"出于健康方面来考虑，建议消费者不要分享化妆品

化妆品过敏实验

许多人都曾有过化妆品使用不当而导致过敏的烦恼。其实，化妆品的皮肤过敏试验方法非常简单。准备一块小毛巾，然后用蒸馏水或生理盐水浸湿，拧至半干后折叠2对折，将化妆品涂在毛巾的一面，然后敷在皮肤上，再用塑料薄膜，以胶布固定。若试验部位在24小时内无任何症状，则表明该化妆品对皮肤无刺激性，较为安全。

差、吃得太多或吃得太少，都有可能罹患脂肪肝。

牛女士聪明能干，工作仅6年就升任总经理助理。由于经常坐办公室，出入又有配车，因此，她每天的运动量非常少。为了保持身材，牛女士实行了长期的节食计划。尽管多有不适，但她一直坚持了下来。不到一年，她的节食目标就圆满达成了，但随之而来的则是在不经意间患上了轻度脂肪肝，代价不可谓不大。

脂肪肝肆意蔓延，肝硬化、肝癌会接踵而至

据医生解释，多坐少动、大吃大喝或节食减肥是与脂肪肝结缘的重要原因。如果饮食无度，肥胖者固然容易患上脂肪肝，就连体型偏瘦者也同样容易患上脂肪肝。由此可见，对于健康而言，饮食确实是一把双刃剑。

更关键的是，患上脂肪肝并非噩梦的结束，而只是一个开始。如果仍然不重视饮食健康，脂肪肝就会进一步恶化为肝硬化。肝硬化再向前发展一步，就会出现让人闻风丧胆的肝癌。现在，有非常多的脂肪肝患者认为脂肪肝算不上什么大病，既不妨碍吃喝拉撒，又没有特别的不适感觉。于是，这些患者往往不以为然，更不愿意及时治疗。实际上，脂肪肝并非人们想象中那么简单。第一，它是一种疾病。第二，如果长期得不到治疗，就会导致肝硬化，甚至诱发肝癌。由此可见，脂肪肝危害极大，确实不能等闲视之。

从医学的角度来看，肝是人体最大的消化腺，也是新陈代谢的中心站。在健康人的肝内，脂肪仅占3%。一旦脂肪含量超过肝的5%，就是轻度脂肪肝。如果超过40%，就是重度脂肪肝。如果任其发展，后果将不堪设想。从养生的角度来看，最好在出现脂肪肝之前就开始合理地安排饮食、睡眠、锻炼、娱乐，始终保持良好的生活习惯和精神状态。

圣品养肝，绿色食物属首选

按照五行理论，肝主青色。因此，多食绿色食物有助于养肝。现在很多女性朋友已经知道了补血的重要性。她们往往不惜重金去购买那些昂贵的保健品，其目的就是补铁补血。实际上，要想达到养肝的效果，大可不必这么复杂。只要每天多吃一些绿色蔬菜就能轻松地养肝。从某种意义上说，绿色蔬菜堪称养肝圣品，自然不可轻视。

肝主青色，绿色蔬果要多吃

从养生的角度来看，多吃绿色蔬菜是一大诀窍。尤其是那些脸色不好的女性朋友，不管自身存在什么样的疾病，在坚持做好其他治疗的同时，要注意多吃一些绿色蔬菜，诸如菠菜、荠菜、青椒、油菜等。很多人对此感到疑惑，这些绿色蔬菜真有这么好的养肝效果吗？答案是肯定的。在养肝功效方面，这些蔬菜绝对不在那些昂贵的保健品之下。更重要的是，这些绿色蔬菜可以经常吃，既便宜又没有副作用。这是那些保健品所无法比拟的。一般说来，女性气色不好往往源于血虚。有的肝火旺盛，有的肝气郁结，表面症状虽然有所不同，但本质上都需要养肝。多吃绿色蔬菜不仅能够补血养肝，而且还能润燥疏肝，是绝佳的调养食物。

"春火"过旺，易导致肝火上炎

杨女士每年到春季就会感觉眼睛干涩、发痒。最初她并未在意，后来症状有所发展，她就去药店买了滴眼液。使用一段时间，发现当时能使眼睛暂时清凉一会儿，但很快就旧态复萌，痒得更加厉害了。杨女士只好用手去揉，却更加不适。这个问题直接影响了她的工作质量和工作心情，她开始变得烦躁易怒，还因此无缘无故地得罪了不少同事。在家人的催促下她来到医院就诊。医生详细询问了她的情况，重点了解了她的饮食习惯。原来，杨女士特别爱吃肉食，尤其是炸鸡，过几天就得吃一次。至于青菜几乎不吃。这段日子，她的睡眠质量也很差。医生综合各方面情况，认定她是肝火上炎。

很多职业女性一到春季就皮肤干燥、口眼瘙痒，其根源就是肝火太大。春天万物复苏，阳气升腾，肝气原本就很容易旺盛。如果饮食不当，就可能引发体内积热，进而产生肝火，出现口眼干涩、瘙痒、肿痛等症状。对于这种情况，中医学称之为"春火"。杨女士喜食炸鸡，由于过量进食，导致肝火上炎。她睡眠质量低下、口眼干痒、烦躁易怒，都是肝火上炎进而上攻头面部位造成的。

春季绿色时令蔬菜，清肝祛火效果好

既然春季容易出现肝气上炎，最简单的对策就是多吃一些春季的绿色时令蔬菜。当然，这只是一个方面，另一方面，还应少吃那些肉食，更不能过量进食。中医学认为，春节多吃绿叶菜是非常实用的保健养生妙法。

荠菜就是一种很好的养肝食物，具有清肝祛火的神奇功效。自古以来，中国民间就非常推崇荠菜的食疗效果，甚至有"春食荠菜赛仙丹"的说法。对于像杨女士这样的职业女性朋友来说，可以在春季经常吃凉拌荠菜，不仅美味可口，而且具有很好的养肝功效。

除了荠菜，其他一些绿色蔬菜，如菠菜、空心菜、莜麦菜等，也是理想的养肝食物。具体说来，菠菜能滋阴平肝、补血养血，对于因为肝血不足而导致的视力下降、双目干涩，具有很好的调理作用；空心菜能凉血解毒、利尿养肝，不仅有助于排出体内有毒物质，而且有助于增强人体的免疫功能；莜麦菜能降脂润燥、滋阴平肝，属于低热量、高营养的蔬菜，很适合女性朋友食用。

以上说的主要是绿色蔬菜。其实，其他一些绿色食物对养肝也极

养肝、护肝，从桌子上的蔬菜着手（一）

肝是人体重要的代谢器官，所以肝行动要及早进行，多食护肝蔬菜就可以轻轻松松保护肝，尤其是肝病患者经常食用大有裨益。

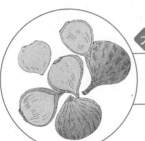

 大蒜

肝病患者宜熟用，大蒜含维生素A、维生素B₁、维生素C等，其提取物具有抗菌、抗病毒、软化血管等作用。

 空心菜

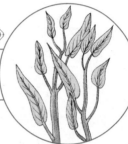

富含蛋白、脂肪、无机盐、烟酸、胡萝卜素等，具有解毒、清热凉血等作用。

 荠菜

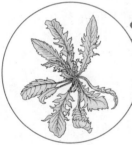

富含维生素B、维生素C、胡萝卜素、烟酸及无机盐。动物实验表明，荠菜可缩短凝血时间，具有止血功效，适合于慢性肝病有鼻出血、齿龈出血等症。

 包菜

富含维生素C、维生素B₁、维生素B₂，还含有胡萝卜素、维生素E，生用对胃及十二指肠溃疡和疼痛有效。

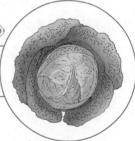

 蘑菇

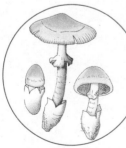

含多糖类、维生素类、蛋白、脂肪和无机盐等。实验证明其多糖有调节免疫、抗肿瘤的作用，肝病患者宜常食用之。

有帮助。绿豆就能祛肝火，绿豆汤非常适合肝火旺的人饮用，还有些朋友经常熬夜，导致双眼红肿。在这种情况下多喝一些绿豆汤，也会收到很理想的调理作用。

在食用时必须注意一个细节，那就是食用的方法。一般说来，在保证卫生的前提下最好生吃。比如，可以将洗净的莜麦菜洗净切成长短适中的小段，与芝麻酱凉拌即可食用。有些朋友不喜欢生食，也可以炒熟后食用。不过最好急火快炒。如果长时间烹调，就会导致丰富的营养物质的流失。

养肝小食疗

凉拌荠菜

食材：荠菜200克，盐、鸡精、香油各适量。

做法：把荠菜择洗干净，放入开水中焯烫一下，捞出，沥干水分，放入碗中，加入适量盐、鸡精和香油调味拌匀即可。

功效：清肝祛火、养血润燥、清热凉血，适用于肝火上炎、目赤肿痛等症的治疗。

绿豆汤

食材：绿豆100克。

做法：将绿豆洗净，浸泡3小时左右，放入锅中加水煮开，煮大约10分钟，煮至绿豆没有开花而汤色碧绿即可。

功效：清肝祛火、清热凉血，适用于肝火上炎、目赤肿痛等症。

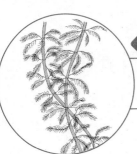

 海藻

含大量碘、藻酸、维生素、蛋白和脂肪等。据研究其提取物能较好地抑制血小板凝集和脂质氧化以及抗溃疡。

 胡萝卜

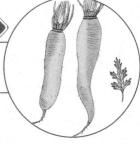

富含维生素A（胡萝卜素），亦含挥发油。对于提高肝病患者维生素A水平，对间接预防癌变的发生具有较好作用。

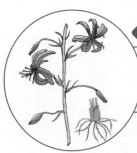

 百合

含蛋白质、脂肪、脱甲秋水仙碱。具有益气补中、益肺止咳的作用，并可软坚安神。秋水仙碱具有抗肝纤维化和肝硬化作用，常食百合可防治肝硬化。

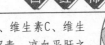 西红柿

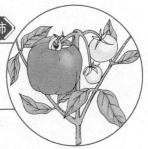

富含蛋白质、脂肪、无机盐、烟酸、维生素C、维生素B$_1$、维生素B$_2$及胡萝卜素。具有清热解毒、凉血平肝之功效。

 黄瓜

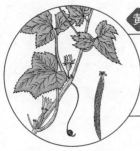

含蛋白质、戊糖、维生素B$_1$、维生素B$_2$、烟酸。其细纤维对肠道毒素排泄有促进作用，且能降低胆固醇，其所含丙醇二酸可以抑制糖类物质转化为脂肪，对防治脂肪肝有很好的作用。

酸味入肝，带酸食物多养肝

很多朋友都有这样的体会：如果感觉自己食欲不振，就可以吃一些山楂。只要几颗山楂吃下去，胃口就会明显变好。所以，大家都知道山楂具有健脾开胃的功效。但实际上，脾胃的好坏与肝也存在密切关系。正所谓"肝木乘脾土"，很多人之所以胃口不好，多半是肝失疏泄导致的。肝的疏泄调畅功能正常了，脾胃的消化功能才正常。如果肝的疏泄功能失调，脾胃就无法正常消化，就很容易出现腹胀、便溏、呃逆，人就感觉没有胃口。

肝木乘脾土

进一步分析，肝属木，脾属土，肝气疏泄太过，横逆犯脾胃，影响脾胃消化功能。因此肝不仅与脾胃密切有关，而且还会影响其他脏腑。简单地说，肝如果不正常，全身脏腑的功能都会失常，对身体的健康极为不利。

小王在一家服装店上班，周围都是女同事。正所谓"三个女人一台戏"，时间长了，同事之间难免出现各种各样的矛盾和冲突。小王生性要强，面子观念特别重，总担心别人看不起自己。有时候，同事一句无心的话，都会让她琢磨半天，总感觉大家都在针对自己，处处与自己为敌。过去她非常开朗。可现在却变得沉默寡言，看什么都不顺眼，心里老憋着一股气，时不时与同事、与家人产生冲突。最近，她经常感觉胸口憋闷，动不动就发火。此外还出现了口舌生疮、皮肤干裂的问题。医生告诉她，这是因为情志过激而导致的典型肝火旺。询问其饮食状况，得知她平时喜食辛辣食物。这些辛辣食物助火生燥，导致肝火上攻头面部位，进而出现口舌生疮、皮肤干裂等症状。医生提醒她，如果不能及时控制肝火，将来就可能罹患肝病或其他器官的病变。

不过，医生也请小王不用过分担心，关键是调整情绪、调整饮食。根据小王的具体情况，医生建议她适量食用带有酸味的食物，如橘子、葡萄、山楂、乌梅、猕猴桃等。按照中医学的说法，酸入肝。适量食用酸味食物，具有滋肝阴、养肝血的功效。

久坐伤肉，运动过少无朝气

中医学一向有"久立伤骨、久坐伤肉"的说法。实际上，行立坐卧都要适度，如果时间过长，就有可能对身体造成某种伤害。很多女性朋友受工作性质的影响，不得不长期坐在办公室里。由于缺乏足够的运动，对身体尤其是肝极为不利。在《黄帝内经》中就强调"久坐伤肉"。长时间坐而不动，必然导致肌肉松弛，气血不畅。严重者还会出现下肢浮肿。

时下最盛行的"久坐病"

现代人的生活条件越来越优越，但往往忽视了必要的运动。很多女性朋友满足于坐办公室中的工作，认为这样的工作不用花费体力，轻轻松松，有什么不好呢？但从健康的角度来看，这样一种工作方式往往会对身体埋下隐患。缺乏运动的人往往缺乏朝气，而经常运动的人才显得精力充沛、活力十足。

潘女士毕业之后找到了一份杂志编辑的工作。她从小就有做编辑的梦想，现在梦想成真，自然喜出望外。不过没有多长时间，她就笑不出来了。这倒不是因为工作不适应，也不是人际关系上出了什么问题，而是她的身体亮起了红灯。学生时代的潘女士身体素质不错，每次运动会上都会夺得一些奖牌。可自从参加工作以来，从早到晚都是坐在办公室里。除了午餐和去卫生间，她很少离开自己的"宝座"。况且上班时间大家都很敬业，自己也不好四处溜达。于是，每天下班回到家，潘女士就感觉疲惫不堪，总是腰酸背痛。要说运动吧，回到家都天黑了，吃了晚饭，看看电视，就想上床休息。久而久之，潘女士的身体素质直线下降，经常感冒，浑身不自在。她只好三天两头请假，直接影响了自己的工作业绩。一位同事的父亲是医生，得知她这种情况，就认定是"久坐"惹的祸。

"久坐伤肉"并非无稽之谈

长时间坐在椅子上工作、坐在沙发上看电视，就会导致肌肉松弛，筋骨僵硬，气血不畅。在这方面，我们发现很多长期坐在办公室里的人，他们的小腿往往越来越粗。其实，这正是"久坐"的结果。久坐必然伤肝，而肝是主筋的。所以，久坐之人感觉筋骨僵硬、腰酸背痛也就是很自然的事情了。尤其对于女性朋友来说，"久坐"的危害还有很多。相当一部分人的痛经、不孕与长期"久坐"密不可分。在长期"久坐"的状态下，人体气血就不容易顺畅。其中，下腹及下肢的气血更容易凝滞。这种气滞血瘀现象，会导致女性生殖系统供血不足，进而引起月经疼痛，甚至导致无法正常生育。所以，经常出现痛经的女性朋友，要注意调整自己的不良生活习惯。如长期"久坐"就是其中之一。

长期"久坐"的人，一般不会有太好的胃口。由于腹部长期受到挤压，导致脾胃供血不足，因而很容易出现消化不良、腹胀便秘。因此，办公室一族切忌长期"久坐"。如果你从事的还是较高程度的脑

久坐健身操之扩胸运动

扩胸运动

久坐时由于耸肩弓背，则导致腰部要承载过大的压力，易诱发腰痛，而扩胸运动能有效缓解腰部疲劳，建议每隔1小时做1次

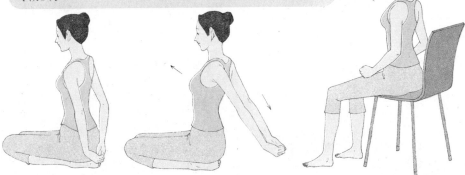

① 跪坐，目视前方，保持后背挺直，两手交叉于背后。

② 两臂伸直且慢慢上抬，同时腰部向后弯曲，胸部用力前顶。

③ 也可以端坐在椅子上，两手握拳置于大腿上，用力挺胸凹背。

久坐健身操之伸缩下巴

伸缩下巴

一般情况下，人体颈椎处的生理前倾角度为30°～40°，如果坐姿过久或不正，则头部呈前倾姿势，久之会导致颈部不适，甚至诱发慢性头痛、肩痛等

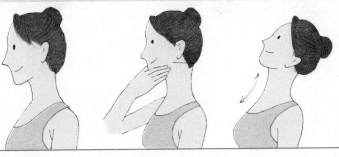

① 站姿或坐姿。挺胸抬头，两眼平视前方，使后脑勺和肩膀呈同一水平。

② 以右手将下巴托住，将头轻轻向后推。

③ 反复后推几次，适当放松，并慢慢做上下点头的动作。

久坐健身操之猫背运动

猫背运动
以缓解背部的僵硬酸痛

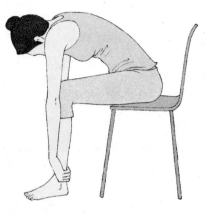
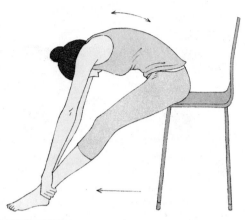

①呈坐姿。身体前倾，两手握住脚踝。

②两腿尽量前伸，以最大程度拉伸背部。

久坐健身操之8字步

8字步
建议两组动作各做5遍，能有效预防或缓解膝盖疼痛

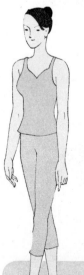
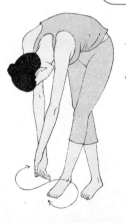
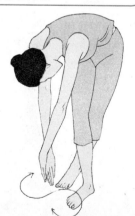

①左脚在前交叉站立。

②弯腰，两手交叉后画"8"字，拉伸小腿后侧肌肉。

③双脚互换位置，反向交叉，画"8"字。

久坐健身操之猫背运动

矫正关节

　　注意走路时要屈肘，脚跟先着地，抬腿时有意识地用大脚趾蹬地，并带动小腿发力。这套动作能矫正关节，预防关节痛

　　站直，身体放松；下巴向后收，眼睛平视前方，重心略靠前，向前大步走约5分钟

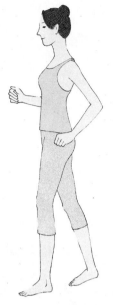

力劳动，那么，长期"久坐"的问题就会更加严重，必然导致阴虚火旺，引发咽干、耳鸣、便秘、头痛等症状。

　　事实上，国外非常重视这种"久坐病"。西方医学中有一种"经济舱综合征"，指的是那些经常坐经济舱去各地工作的人，由于腿部长时间弯曲，导致血液循环不畅，极易产生肺部栓塞，甚至引发"猝死"。其原理和我们上面所说的在办公室"久坐"、电脑前"久坐"、电视前"久坐"是一回事，必须引起高度的重视。

　　那么，如果自己的工作不得不长时间"久坐"，那该怎么办呢？是否有什么改善的办法？

　　说起来也很简单。只要你认识到"久坐"的危害性就自然能想出各种有效的对策。比如，要充分利用工作间隙，适当活动一下。坐的时候，要注意正确的坐姿。连续坐一个小时，一定要起身，舒展一下筋骨。比如，倒杯水，看看窗外，伸伸懒腰，踢踢腿。有条件的还可以轻轻拍打下肢，但不要影响正常的工作秩序。

除了动态的运动，还有其他一些巧妙的方法。例如，可以用精油制作一条项链，能够随时缓解疲劳，还有预防头痛的功效。在选择精油时，可以按照个人的喜好。一般说来，柠檬精油、薄荷精油都很不错。

14

控制零食，肝杀手需提防

俗话说得好："病从口入，祸从口出。"从保养肝的角度来看，必须注重正确的饮食防晒剂。否则，饮食习惯不良，就会直接损害自己的肝。这方面的教训是很多的。不少女性朋友一向有吃零食的习惯，甚至将其视为人生的一大享受。殊不知，吃零食也得注意控制，不能为了满足口腹之欲而损害肝，最终得不偿失。无论是追求健康还是追求美丽，都要注意控制零食。

在现实生活中，几乎没有一个女性朋友不喜欢零食。只不过口味不一样，在选择饼干、薯片、果脯、果冻等方面各有偏重罢了。现在，大小商场里的零食琳琅满目，简直数不胜数，但要知道，这些零食其实接近于"垃圾食品"。这是因为就制作这些零食的初衷而言，主要还是为了满足人们的口味，而不是首先考虑人们的健康。当然，两者兼而有之自然最为理想，只可惜这种情况并不多见。

保肝疏肝，要远离垃圾食品

邓女士非常喜欢打扮自己，本身就容貌出众、气质不凡，再加上衣着时尚，走到哪儿都拥有超高的回头率。她的观念就是一切方便

肝为人体内的代谢中心，一些易伤肝的食物会增加肝解毒的负担。久之，肝就会不堪重负。尤其是葵花子、酒、含防腐剂的食物和一些霉变食物对肝的损害更大。

损害肝的四类食物

葵花子

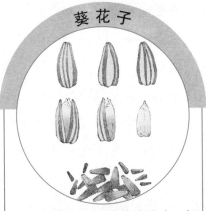

含有大量的不饱和脂肪酸，食用过多会大大消耗体内的胆碱，易导致脂肪在肝内的储存，进而影响肝细胞的功能

酒

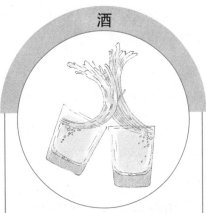

酒对肝的损害很大。尤其对肝损伤的患者更大，会进一步加重对肝的损害

含防腐剂的食物

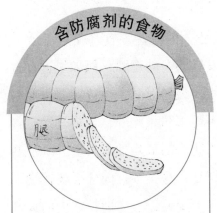

许多便利食品中的防腐剂及食品色素等，经常食用会增加肝代谢和解毒功能的负担。这类食物包括方便面、香肠、罐头等食品

霉变食物

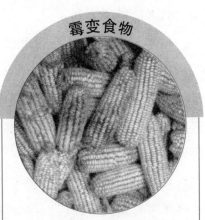

据研究发现，霉变食物所产生的黄曲霉毒素是一种致癌物质，易导致肝细胞受损、变性甚至坏死，继而会导致或诱发肝癌的发生

为好，连吃东西也越简单越好。所以，那些精巧的零食就成了她的最爱。她觉得零食随处可拿，不用像一日三餐那样得买、洗、烧、盛那么麻烦。就算是出去吃现成的还得等待。零食就不一样了，提前买好就随时可以享用。在她家里，饼干、薯片、果脯、罐头、饮料应有尽有。邓女士很注意保持自己的苗条身材，经常不吃主食，甚至拿零食来代替。不料时间一长，邓女士的脸上出现了很多难看的痘痘。心急如火的她立即购买了很多祛痘药物，却始终无法根治。一向以娇颜示人的她万分沮丧，简直不敢出门了。万般无奈之下，她找到一位老中医寻求良方。老中医仔细询问了她的各方面情况，最终得出结论：还是零食惹的祸，必须尽快改掉吃零食的坏习惯。为了健康和美丽，邓女士狠心抛弃了自己曾经最喜欢的零食，开始注重一日三餐的数量和质量。不久，脸上的痘痘竟然自动消失了，她又恢复了光彩照人的美丽容颜。

中医学认为，肝为刚脏，体阴而用阳。因此，肝气主升主动，很容易导致燥热和亢奋。肝血则正好能够克制肝气的刚强之性，避免对身体造成伤害。因此，在调理肝时要学会养护肝血，疏肝理气。我们之所以说过量的零食伤身，就是因为它会导致身体的燥热，耗损阴血，对养肝极为不利。

很多零食表面上香甜可口颇受欢迎，但这些零食却是肝杀手。例如，巧克力、糖果、糕点等就很受女性朋友的青睐，但如果进食过量就会损伤脾胃，严重阻碍气血的化生，最终对肝产生危害。由此看来，很多零食堪称"甜蜜的陷阱"，不得不防。此外，如果过量进食甜食，还会导致人体脂肪增多，罹患脂肪肝的危险性大大上升。一些烘烤食物酥脆可口，令人赞不绝口。但是，这类零食同样需要控制。烘烤类零食进入人体后，往往会使人口干舌燥，容易助长体内的火气与热量，进而导致肝火过旺。其具体表现就是口干苦、眼红肿、喉疼痛。这些都是养肝的大忌。

至于方便面、火腿肠和各种罐头，对肝的危害更加明显。毫无疑

图解展示 零食虽可口，却是深陷阱

零食香甜可口，颇受很多女性朋友欢迎，但这些零食却是肝杀手，对肝的伤害也很大。

损害肝的那些零食

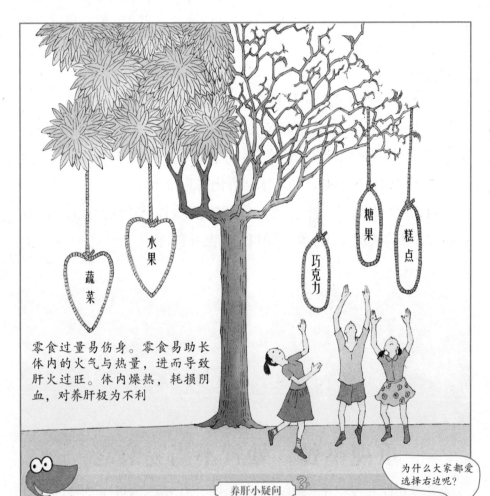

零食过量易伤身。零食易助长体内的火气与热量，进而导致肝火过旺。体内燥热，耗损阴血，对养肝极为不利

为什么大家都爱选择右边呢？

养肝小疑问

孩子，这些零食看上去香甜可口，很多人都难抵挡"甜蜜的诱惑"。尤其是年轻女性，有的干脆把零食当主食。家里全是巧克力、糖果、糕点等食物。其实这都是养肝大忌啊！过量进食脾胃就要遭罪了，这样一来会严重阻碍气血的化生，最终也会殃及我们的肝。现在的年轻人又有几个能知道这些养肝大忌呢？

问，这些食物吃起来确实方便，但往往含有很多防腐剂。医学证明，这些防腐剂将直接危害肝的健康。肝是人体的代谢中心，是消解食物毒素的主要器官。所以，这类零食过多摄入势必造成肝的超负荷运转，极易产生不良结果。

因此，为了健康的身体，美丽的容颜，女性朋友一定要控制零食，保护好我们的肝。对于长期养成吃零食的习惯而一时难以纠正的女性朋友来说，可以适当多喝一些山药银耳汤。当然，彻底控制零食才是最终的长远之道。

山药银耳汤

食材：山药100克，银耳30克，冰糖适量。

做法：①银耳泡发、洗净，撕成小朵，山药去皮洗净、切块；②将银耳放入砂锅，加入适量清水煮开，转小火煮半小时左右，再放入山药块同煮半小时，加入冰糖溶化调味即可。

功效：养肝滋阴、补血润燥，能够增强身体的抵抗力，对于体虚或经常食用零食的女性来说，是很好的滋补食物。

15

重视早餐，处置不当易衰老

很多女性朋友早上的时间十分紧张，往往顾不得吃早餐就赶着去上班，也有一些女性朋友喜欢早上睡懒觉，宁肯为此而错过早餐时间。事实证明，长期不吃早餐危害身体健康，不但损伤肝，而且会加速衰老。

民间一直强调："早餐吃好，午餐吃饱，晚餐吃少。"应当说，这是一个比较科学的进餐标准。只可惜，道理虽然浅显，却很少有人能够真正做到。特别是那些上班族女性，她们的一日三餐往往是这样安排的：早餐随便应付甚至省了；午餐习惯于吃盒饭；晚餐进食过多。久而久之，这种不良饮食习惯必然会对身体造成很大的损伤。

胡女士刚刚参加工作，各方面都很满意。唯一让她烦恼的事情就是一日三餐。在参加工作之前，胡女士一直在家住。父母每天为她精心制作三餐，她只要按时进餐就行了。那时候胡女士的身体很健康，一年到头几乎不生病。可是，因为单位离家比较远，胡女士就在单位附近租了一间屋子。这样上班是不用挤公交了，可她早晨却宁愿多睡5分钟也不愿意吃早餐。有时候，偶尔她也喝点儿牛奶，但大多数情况下，早餐都省了。最初，她也没把这当一回事，觉得中午或晚上吃好点就行了。不幸的是，从来不知生病为何感觉的她却开始便秘了，而且脸上还长了痘。不仅如此，白天总感觉精神不振，就连月经也出现了紊乱。她认为，这可能是工作压力较大造成的，只要多休息一下就会没事的。不过，父母却认为这是不吃早餐的代价，一直催促她去医院就诊。无奈之下，她来到了医院。医生仔细了解和观察之后，也告诉胡女士："由于你不吃早餐才造成这些症状。从现在起，必须确保早餐的数量和质量。否则，不但皮肤会受到影响，而且还会加速身体的衰老。"医生的话让胡女士恍然大悟。从此以后，她开始重视早餐。经过一段时间的调理，她又变得精力充沛，身体健康了。

从医学的角度来分析，不吃早餐首先会严重损害肝。经过一晚上的消化，肠胃内的食物基本被人体吸收利用。在这种情况下，如果不及时进食早餐，人体就很容易出现气血不足。要知道，人体上午的能量消耗是很大的。在没有能量供应的前提下，肝就不得不超负荷工作。久而久之，肝就很容易受损。尤其是女性朋友，本身就容易出现气血不足的问题。如果长期不吃早餐必然会造成营养不良，进而导致气血不足、代谢失常。这就是很多不吃早餐的人会感觉头晕心慌的主要原因。

有些女性朋友有意不吃早餐，甚至连午餐、晚餐都大幅度减少，其目的就是减肥。但就减肥本身而言，不吃早餐只会适得其反，不但不能减肥，而且极易增肥。道理很简单：早上不吃东西，中午的饥饿感就很异常强烈，就容易多吃。如果午餐吃得简单，往往就会在晚餐中大吃特吃。这样一来，食物很难得到彻底的消化，容易堆积在体内，既无法吸收，也无法排泄，最终成为脂肪，人也就会越长越胖。当然，有些女性朋友宁可饥饿也不愿多吃。这种情况不会导致增肥，却很容易损害身体的健康，实在是得不偿失。

有些女性朋友省去了早餐，习惯在上午饥饿时吃零食，感觉又能减肥又能避免饥饿。其实这也是自欺欺人。要知道，很多零食往往是那种高热量、低营养的食物。时间长了，不仅会使体内热量堆积，而且会导致营养不良，甚至引发脂肪肝。只要注意观察就会发现：不吃早餐的人往往会出现各种皮肤问题，这就是肝受损的具体表现。如果听之任之不及时调整，就会进一步影响内分泌，加速人体的衰老进程。

综上所述，女性朋友无论出于健康的考虑，还是出于美容、减肥之类的考虑都不能忽视早餐。早餐不但要吃，而且还要想方设法吃好。有人开玩笑说，吃早餐应当像皇帝一样，总之要讲究。那么什么是理想的早餐呢？在这方面，中国人似乎更看重口味，却往往缺乏西餐中那种营养搭配的理念。一般说来，早餐既要有面包、馒头等主食，又要搭配一些水果蔬菜及蛋白质。基本原则有三个：一是主副相辅；二是干稀平衡；三是荤素搭配。例如，面包、火腿、煎蛋、牛奶的组合就是一份不错的早餐。有条件者，还可以适当加一些坚果就更完美了。相对于午餐和晚餐，早餐稍微多吃一点儿并不会导致肥胖，因为早餐的食物很容易被人体迅速消化或排泄，一般不容易造成脂肪堆积。

有些人也重视早餐，但主要问题是不够清淡。那些过于油腻的食物不容易被肠胃消化，还会阻碍人体气血的正常循环。相比之

瘦身减肥永远是女孩儿们的流行话题，减肥也总是带来这样那样的问题，如身体虚弱，记性差，总是掉头发，月经紊乱……

别进入减肥误区

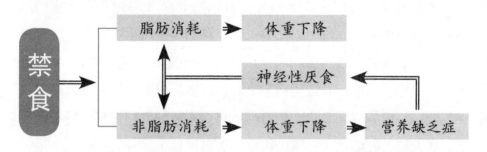

禁食减肥虽然使体重减轻，其中减掉的大部分是非脂肪组织，而脂肪只占35％，所以易患营养缺乏症。如此减肥只能是"胖未消，病却来"。

下，清淡一些的早餐更容易被人体吸收，也更容易让人产生神清气爽的舒适感。

有些女性朋友可能会问，什么样的早餐有助于健美呢？很简单，早晨起床后，可以喝一杯柠檬蜂蜜水，既能开胃，又能排毒，还有预防便秘的功效。柠檬要新鲜的，切片之后放入杯中，用温水冲泡，再加上一些蜂蜜搅拌均匀。如能长期坚持还具有美白的功效。当然，这仅是早餐的辅助，并不能完全代替早餐。

平肝息风，远离中风

镇肝熄风汤是中医临床治疗中风病初起最常用的方剂。我们这里先大致分析下肝风内动的发生机制。自然界中水少则风生，北方水少，风多；冬春水少，风多（台风因热极而起，与此有别）。人体内也是一样。当下焦肝肾阴精不足时，风即从内而生。表现出来的就是头晕、头痛等内风症状。随着内风势力不断加大，在某些特定情况下，如大怒（肝阳化火，风助火势，火借风威）、劳累（正气不足，无以御风）、凌晨（对应一年之春，风气当令，天气升发，外内相合），即可发作为中风病。风本无形，但大风可以飞沙走石；内风同样无形，但内风一动，从下而上，可以带动血、痰等有形邪气，上攻头脑，神窍闭阻，人即出现突然昏倒、不省人事等大风症状。风止后，血痰等有形邪气无法顺利下行，痰瘀交阻，人即出现中风后半身不遂，口眼㖞斜等表现。可见，如果平时多注重养生，多培养少耗散肝肾的精血，就可以从根本上杜绝中风的发生。对于素体肝肾阴虚的人，平时注意调摄心情，避免大的情绪波动；避免过度疲劳；避免过度熬夜伤阴；避免饮食过于肥厚生痰，那么在大多数情况下中风病也是同样可以避免的。

镇肝熄风汤是针对中风起初而设立的一张经典处方，详见第三章妇科常见病的治肝八法。

不吃早餐，百害而无一利

不吃早餐会导致人体的消化系统紊乱，从而产生胃炎和胃溃疡甚至胃癌等，还可能间接导致其他疾病。

早餐不可忽视

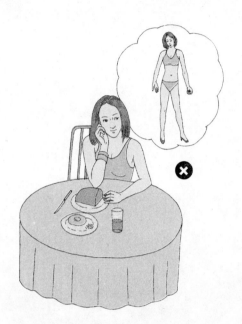

经过一晚上的消化，肠胃内的食物基本被人体吸收利用。在这种情况下，如果不及时进食早餐，人体就很容易出现气血不足，而此时脾胃对食物的消化吸收能力极强，能迅速将吸收的能量转化成精血输送到全身。

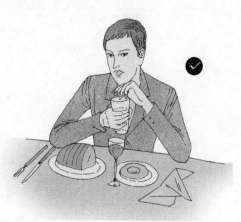

第五章

养肝食物与食疗方

✿ ✿ ✿ ✿ ✿

我们大家应该都知道，肝是人体重要的解毒器官，肝同时对整个人体的血液调整控制起着至关重要的作用，肝主要负责调节血量、储藏血液、解毒等。在我们日常生活中有着很多不健康的饮食，导致肝超负荷运转，所以日常生活中的养肝护肝就显得尤为重要了。生活中不仅要知道最常见养肝的食物，还要选择正确的养肝食物，以便能够维护正常的肝功能，还可以提高对肝病的抵抗力。下面主要介绍那些对肝有利的营养素及食物的相关知识。

明白那些对肝有利的营养素

维生素

虽然维生素的需要比脂肪、蛋白质和碳水化合物要小得多，但是它的重要性丝毫不亚于以上三类营养物质。维生素可以促进酶开始工作，进而使整个身体进入工作状态。

维生素A是保肝、防癌的大功臣。肝是人体储存维生素的"仓库"。当肝受损时"仓库"储存维生素的能力会有所下降。营养学家研究表明：维生素A能保护肝，阻止和抑制肝中癌细胞的增生。能使正常组织恢复功能，还能帮助化疗患者降低癌症的复发率。除此，维生素A还能保持皮肤、骨骼、牙齿、毛发健康生长，促进生殖机能和视力的良好发展。维生素A以两种形式存在：一种是动物形式的维生素，常见于肉类、鱼类、蛋类和乳制品。另一种是β-胡萝卜素，常见于红色、黄色和橙色的水果和蔬菜中。维生素E有助于防止必需脂肪腐败，它常见于植物种子、坚果及植物油中。

维生素C是抗氧化剂，可大大提高肝酶的活性。可以延缓衰老，预防癌症、心脏病并保护身体不受污染侵害。维生素C参与胶原蛋白的合成，促进肝细胞的修复。另外，只要维生素C充足，则维生素C、谷胱甘肽、-SH形成有力的抗氧化组合，清除自由基，阻止脂类过氧化及某些化学物质的毒害作用。保护肝的解毒能力和细胞的正常代谢。维生素C可增强中性粒细胞的趋化性和变形能力，提高杀菌能力，进而提高机体免疫力。富含维生素C的蔬果包括：芥蓝、菜花、樱桃、柿子、草莓、猕猴桃等。

维生素E可增加抗氧化功能，加速脂肪代谢。在强化肝细胞膜、

图解展示 维生素

维生素是维持人体正常生理活动不可缺少的微量有机物。除维生素D之外，其他维生素人体均不能合成，必须从食物中获得。

名称	缺乏症	主要来源
维生素A	夜盲症、角膜干燥症	肝、鱼肝油、卵黄、牛乳、胡萝卜
维生素B_1	脚气病	米糠、麦麸、卵黄、酵母
维生素B_2	口角炎、唇裂症	卵黄、酵母、大豆、胚芽、肝
维生素C	坏血病	蔬菜、水果
维生素D	成人骨软化、儿童佝偻病	鱼肝油、卵黄
维生素E	肌肉萎缩等	谷物胚芽、植物油、绿叶

保护肺泡细胞，降低肺部及呼吸系统遭受感染概率的同时，还可预防脂肪肝的形成。

B族维生素和C族维生素可加速体内新陈代谢，促进肝功能，是将食物转化为能量的关键营养物质。B族维生素与DNA合成，保持基因组的稳定性，辅助DNA修复，调节细胞的增殖和死亡等相关。如果经常缺乏B族维生素，则会出现疲倦、抑郁、眼涩及贫血等不适症。天然食物中富含大量的B族和C族维生素，如新鲜的水果和蔬菜。

维生素D有助于控制钙的平衡。牛奶、蛋类、鱼类和肉类中含有丰富的维生素D。

脂肪——增加体内热能，肝病康复更靠谱

脂肪有益于身体健康。这一点毋庸置疑。要实现最佳的健康状态，选择食用合适种类的脂肪则非常重要。脂肪可以降低癌症、心脏病、过敏症、关节炎、湿疹、抑郁、疲劳、感染和经前综合征的发病率。以上列举的病症都与脂肪息息相关，且发病数量呈逐年上升的趋势。如果因为担心体重增加而避免摄入过多的脂肪，那么就失去了身体必不可少的有益健康的营养物质，并增加了自身健康状态不良的可

能性。假如食用的是固体脂肪，就是乳制品、肉类和大多数人造奶油中的脂肪，则同样是一种结果。

从饮食中摄入适量脂肪的一般原则如下：第一，每天可食用1汤匙的冷榨植物油，如用芝麻、向日葵子、南瓜子、亚麻子等榨成的油；第二，避免食用煎炸食物、烤煳或烘焦的肉类、饱和脂肪及氧化脂肪；第三，对于爱食煎炸食物者，不妨选用橄榄油或黄油。

蛋白质——修复肝细胞的重要物质

蛋白质一词起源于希腊语中的"Protos"，意思为"第一"。因为蛋白质是所在生物细胞的基本构成物质。例如，人体中含有65%的水和25%的蛋白质。蛋白质是由含氮分子构成的，称为氨基酸。大约25种氨基酸以不同的组合方式结合在一起，构成不同种类的蛋白质，以建造我们的细胞和器官。氨基酸结合形成蛋白质的方式很类似于我们将字母排列成单词，进而构成句子和段落的方式。一般情况下，正常成人每天摄入优质蛋白质的数量约90克。对于急性肝炎患者，则每天宜摄入80克的优质蛋白。肝硬化患者则每天宜摄入100克的优质蛋白。富含蛋白质的食物包括：鸡蛋、鸭蛋、鹌鹑蛋，鱼、虾、蟹，牛奶、羊奶，猪肉、牛肉、羊肉、鸡肉、鸭肉及鹅肉等，豆类制品包括大豆、青豆和黑豆。另外，芝麻、核桃、杏仁及松子中含有的蛋白质也极为丰富。

平衡血糖——为增强肝良好机能的肝糖打基础

糖类在生命活动过程中起着非常重要的作用，是一切生命体维持生命活动所需能量的主要来源。肝里面就有很多糖原，它可以使肝的各种机能得以保持良好的运转。

在维持精力和体重方面，保持血糖平衡可能是最重要的一个因素。血液中的葡萄糖水平在很大程度上决定了你的食欲。当血糖水平下降时就会有一种饥饿感。细胞可以分解血液中的葡萄糖释放能量。当血糖水平过高时，身体将多余的葡萄糖转化为肝糖原（可以短期储存的能源物质主要在肝和肌肉细胞中）或长期的能量储备——脂肪。血糖水平过低时，会出现很多不适症，如疲劳、注意力不集中、易怒、神经过敏、抑郁等，而造成血糖水平不稳定的主要因素就是食用了过甜的食物和过多的糖分。在正常情况下，肝糖原含量约为100克，主要由胃肠道的消化吸收而来，乳糖、果糖、葡萄糖进入肝后，约有7%转化为糖原存储在肝内。

保养肝的美味蔬果

研究发现，绿色、白色、浅蓝色有利于减轻肝病患者的心理紧张和对疾病的恐惧感。户外绿色的树荫草坪、风平浪静的湖水及幽雅的绿色环境都能促进肝病患者康复。在办公桌上摆放一盆绿色植物，装修时选择淡雅的墙面颜色，甚至多穿淡绿色的衣服都有助于养肝。中医学说："青色入肝经"，绿色食物能有益肝气循环代谢，还能消除疲劳、舒缓肝郁，多吃些深色或绿色的食物能起到养肝护肝的作用，如西蓝花、菠菜、青苹果等。

滋阴养肝的玲珑果——葡萄

葡萄有"水晶明珠"之称，不但味美可口，还有很好的保健功效。爱美的女性多吃葡萄，不但能够享受口腹之欲，还能够滋阴养肝，让自己拥有一个好气色。体弱的人食用，还有一定的滋补作用。

每到秋季，瓜果成熟，葡萄的甜香味就飘满了大街小巷。这时吃上一串酸甜可口的葡萄，实在是色味俱佳的享受。尤其是对于那些气血不足或肝火大的女性来说，吃些葡萄不仅美味，还有补血养肝的作用。

赵女士自己经营着一家餐馆，生意很红火。她是个风风火火的性子，做事也极其麻利。客人多的时候，她的服务员有时会照顾不过来，她看着会很着急，有时甚至忍不住发火。一次，新来的服务员不小心把菜汁洒在了客人的衣服上，赵女士忙不迭地赔礼道歉，最后给客人免单才算完。等到餐馆打烊时，一直忍着没发火的赵女士把那个犯错的服务员叫了去，一番教训。说到激动处，她突然感觉头晕目眩，扶住桌子才没有摔倒。她当时没有太在意这事。回到家顺口说起来家人却很紧张，催她尽快去看医生。赵女士就去做了检查，医生看她面色发红，舌头的颜色也很红，而且脉相弦数，认为她内热比较严重，肝火较大。

肝是风木之脏，其气升发，情绪烦躁或急躁暴怒都会引起肝气升发，如果升发太过就容易使肝火上炎，从而出现头晕目眩的情况。赵女士本来有些阴虚，体内有热，再加上性格急躁，很容易造成肝火旺

 图解展示 小葡萄大妙用

物质	成分	作用
葡萄皮	白芦醇、黄酮类	白芦醇能有效缓解过敏症状。黄酮类可促进血液中的高密度脂蛋白升高，从而使胆固醇含量大大降低
葡萄干	酒石酸	在胃酸中消化后进入肠道能吸附可形成癌细胞的有害物质并排出体外。同时还能促进肠道蠕动，缓解便秘
干葡萄叶	抗自由基	有助于清理血管壁上的油脂及补充维生素P、缓解静脉和毛细血管的出血现象
鲜葡萄汁	多酚类物质、果酸	多酚类物质抗氧化活性较强，可有效调整肝细胞的功能。果酸能够助消化、增加食欲、防止肝炎后脂肪肝的发生
葡萄籽	前花青素物质	抗酸化和抗氧化功能很强。葡萄籽易被人体所吸收，能在自由基伤害细胞前将它除去，具有紧致肌肤的作用

盛。如果不注意调节，这样的体质容易患上高血压。为了帮助赵女士更好地调养身体，医生建议她多吃一些清淡的水果蔬菜，避免大鱼大肉，更不要吃油腻辛辣的食物，防止内火加重。当时恰好是葡萄上市的季节，医生告诉赵女士适量吃些葡萄有很好的滋阴养肝作用。

葡萄洗净生吃即可，如果不是产葡萄的季节，吃些葡萄干也可以起到很好的养肝作用。作为日常食疗，则可以将葡萄干和糯米搭配煮粥，食疗作用极佳。

护肝大将——木瓜

木瓜素有"百益果王"之称。木瓜从用途上分为食用和药用。慢性肝病患者常有食欲减退、饭后饱胀不适等消化功能减退的表现，食用木瓜有助于改善这些症状，促进消化吸收，因为木瓜的乳液中含有一种蛋白酶，能够分解肉食中的蛋白质。同时，木瓜的果实营养也很丰富，含有木瓜酶、维生素C、钙、磷、钾及矿物质，易吸收，具有保健、美容、预防便秘等功效。木瓜在中国素有"万寿果"之称，顾名思义，多吃可延年益寿。

图解展示 **百益之果——木瓜**

成分	作用
齐墩果酸	活性基团具有与体内毒性物质结合的能力，而结合的产物便从胆汁和尿液中排出，从而减轻了肝的负担
白桦酸	白桦酸具有对抗促癌剂诱导的肿瘤细胞增殖的活性。能够抑制大肠杆菌等细菌的繁殖作用。对艾滋病侵染过程也有一定的抑制作用
木瓜蛋白酶	木瓜蛋白酶中含有丰富的丰胸激素及维生素A，能够刺激卵巢分泌雌激素，使乳腺畅通。可分解脂肪、蛋白质及糖类，去除多余脂肪，促进新陈代谢
胡萝卜素和维生素C	胡萝卜素和维生素C具有很强的抗氧化能力，帮助机体修复组织，消除有毒物质，增强人体免疫力
黄酮类物质	具有抗氧化及清除自由基、抗癌、降压及降血脂等作用。可稳定血管和毛细血管弹性

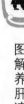

肝肾双补身体棒——乌梅

男性朋友若想提高生命质量，增强"性"福指数，保持心平气和，则应肝肾双补。在这里，乌梅是一种不得不提的水果。乌梅具有收敛肝火、滋阴补肾之功效。如果经常食用，可增强肝肾功能。

在广西南宁地区，有关乌梅的饮品很受欢迎，如乌梅酒、乌梅汤。因乌梅具有滋阴清热、降血压的功能。为何？乌梅由青梅熏制而成，经过熏制后由青色变成黑色。黑色入肾，酸味入肝，如此一来，乌梅自然就具备了肝肾同补的功效。再者，酸能收敛，可降肝火，维持肝阴阳气血平衡。肝中阴阳气血调和，肝血不肆意上行，有助于保持血压平稳，对预防高血压很有作用。所以说，酸梅在养肝护肝的食物中当属首指。

三国时，曹操带兵行军，由于长途跋涉，又值烈日当头，士兵们口渴难耐。曹操暗想，如此下去，还有什么战斗力？他沉思了一会儿传令道："据我所知，前方有一片很大的梅子林，现在正是梅子成熟的季节，梅子酸酸甜甜的正好可以解除我们的口渴。"曹操话音刚落，就看见有些士兵的嘴里顿时流出了口水，其精力倍增。曹操利用此机会把部队带领到前方，并找到了有水源的路。

在古人造字时，一个"活"字（相当于舌上的水，即口水）才能保命啊，因此将"水""舌"二字相组合，即"活"。所以历代不少养生家创造出许多种功法，力图让口腔分泌出更多的舌上之水，用以活命养生。谁曾想一个小小的乌梅竟能具足这个功能。如果每天能用一粒乌梅泡茶，那么口腔里就会溢满这种弥足珍贵的琼浆。

栗子——干果中的珍品

民间一直流传着这样一句俗语："八月的梨枣，九月的山楂，十月的板栗笑哈哈。"眼下又到了栗子丰收的季节。

中医学认为栗子性味甘温，具有养胃健脾、补肾强筋、活血止血、止咳化痰的功效，尤其适用于因肾虚所致的腰膝酸软、腰脚不

儿茶酸
　　能促进肠蠕动，因此便秘之人宜食之。

柠檬酸
　　能分解乳酸，乌梅能中和酸性体质，并维持消化系统的酸碱平衡，所以食物能够被有效地分解以制造能量，改善消化系统。

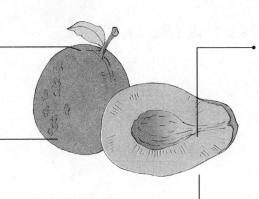

梅酸
　　可软化血管，推迟血管硬化，具有防老抗衰的作用。

多种有机酸
　　有改善肝机功能的作用，故肝病患者宜食之。

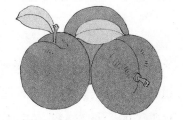

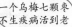

养肝小趣闻

一个乌梅七颗枣
不生疾病活到老

　　乌梅为天然的抗生素，对消化不良、轻微呕吐、咳嗽、感冒及胃不适有较大的帮助。此外，它能增强免疫系统，调节脂肪的新陈代谢，提升钙质和铁质的吸收，增强人体活力，在日本乌梅也备受推崇，在镰仓时代（1192-1333）的封地战争中，日本武士靠食用乌梅来抵挡疲劳，并被用作天然抗生素，为日本传统的万能解药。

遂，小便频多及脾肾虚寒的人。

　　栗子除了可以熟食之外还可生食，且生食栗子具有更好的补肾效果。早在唐代，医药学家孙思邈就说板栗是"肾之果"，指出"生食之"可治疗腰脚不遂，强调了"生吃"这一用法。中老年人若是养成每日吃风干生板栗的习惯，可达到有效预防和治疗肾虚、腰酸腿疼的目的。

核桃芝麻栗子鸡汤（补肝益肾）

食材：水4升，鸡半只，栗子肉300克，核桃肉500克，猪骨（余水）600克，鸡脚100克，黑豆50克，莲子（连衣）50克，大枣50克，蜜枣30克，黑芝麻5克，生姜3片，粗盐适量。

做法：1. 将核桃肉放进微波炉，中火加热5分钟，取出备用。2. 大火烧至热锅，入黑豆炒至裂口，加黑芝麻炒香，盛起备用。3. 鸡一分为二。鸡，鸡脚余水，盛起备用。4. 水煮开后入猪骨，鸡，鸡脚核桃肉，栗子肉，黑豆，黑芝麻，大枣，莲子，蜜枣，生姜，加盖以大火煮沸，转中火煲3小时，加盐调味即可。

功效：健脾养心，补肝益肾，有助于减少白发。

栗子虽养人，若生吃过多则难以消化，熟食过多则易阻滞肠胃。一般而言，每天食用栗子的量以5～10枚为宜，尤其是儿童，因消化能力比较差，更不宜多食。因栗子的含糖量较高，糖尿病患者最好也要对栗子"敬而远之"。

养肝改善体质的"小人参"——胡萝卜

胡萝卜是一种再普通不过的绿色蔬菜，其味甘。从中医学角度来讲，甘能滋补脾胃，增强脾胃的生理功能，而脾胃是"后来之本""气血化生之源"，而脾胃的生理功能状况又决定了肝中气血的状况。为此，适当食用胡萝卜能养肝补肝、增强体质。

韭叶功效大，补肝又明目

在《本草纲目》中，李时珍明确指出："韭叶热，韭根温，功用相同，生则辛而散血，熟则甘而补中，乃肝之菜也。"一般说来，春季的韭菜富含天地精华，具备非常理想的养肝功效。韭菜"其性温"，有助于壮阳补虚，并增强肝、脾、胃功能。春季仍有一定的寒气，人体依然需要护养阳气。韭菜很适合担当养护人体阳气的重任，能有效增强人体的抵抗力。一般说来，四季的韭菜都可食用，但还是存在差异的：初春的韭菜最为理想，夏季的韭菜就稍差一些。《本草纲目》也提醒后人："韭菜春食则香，夏食则臭，多食则神昏目暗，酒后尤忌。"这就证明吃韭菜也有讲究，也需要考虑季节和数量的因素。临床观察发现，过量食用韭菜会导致鼻出血、痔疮出血，反而对健康不利。

现代医学研究证实，韭菜中富含挥发油及硫化物，其降低血脂、防治动脉硬化的功效十分明显。每100克韭菜中就含有15克纤维素，高于大葱和芹菜。由于进食韭菜可促进肠道蠕动，能预防习惯性便秘和大肠癌，因此，韭菜又被人们誉为"洗肠草"。所以在一般情况下，胃溃疡患者、十二指肠溃疡患者可以常吃韭菜，但每次的进食量不宜过多。

便秘患者如想进食韭菜可按照下面的方法制作：首先，将300克韭菜洗净并切成小段，然后在锅热后倒入35毫升食用油，接着放入12枚鸡蛋或适量猪瘦肉，最后放入韭菜轻炒。在炒韭菜的过程中，要先翻炒韭菜根部，再放入韭菜叶。韭菜变色即可出锅，不宜长时间翻炒。每天吃一次，1周左右就能促使便秘好转或痊愈。平时也可以经常进食，以确保大便畅通。

韭菜的做法是很多的，除了韭菜炒鸡蛋，还可以韭菜炒虾米等。对此可以针对每个人的口味，选择不同的烹饪方式。韭菜还有"起阳草"的美称，具有调节性功能的作用。

当然，韭菜虽然具备以上优点，但也不能过量食用，尤其要因人而异。一般说来，患有口臭、口疮、咽干喉痛的人，患有手心足心发热、盗汗的人，最好不要吃韭菜。孕妇也不宜进食韭菜，否则有可能引发胎动。这些都应当牢记在心。

固筋明目的"千金菜"——莴笋

莴笋是我们日常生活中常吃的一种蔬菜。莴笋我们并不陌生，炒着吃或凉拌吃都是非常不错的小菜，而且它的营养成分及药用价值都非常高。

现代医学认为，莴笋含丰富的糖类、维生素C和钙、磷、铁等成分。每500克莴笋含有铁约12毫克，与菠菜含量基本相同。另外，莴笋叶的维生素C含量比茎高15倍，因此不要轻易丢弃莴笋叶。值得一提的是，莴笋汁也大有用途。莴笋嫩茎折断后出的白色浆液有安神催眠作用，莴笋的汁液还可增加胃液、胆汁和消化酶的分泌，并刺激胃肠道平滑肌的蠕动，可增加食欲、帮助消化和通大便。莴笋中的某种物质对视神经有刺激作用，因此，有眼疾特别是夜盲症的人不宜多食。

莴笋含糖量低，但含烟酸较高，烟酸被视为胰岛素的激活剂，因此，莴笋很适合糖尿病患者食用。同时，莴笋水分高、热量低，可以缓和饥饿感，达到减肥目的。

中医学认为，莴笋味苦，性微寒，有利五脏、通经脉、开胸膈、利气、坚筋骨、去口气、白牙齿、明眼目、通乳汁、利小便和解毒的功效，可以用于血尿、小便不利、产妇缺乳、高血压及高脂血症。

补血养气的"君子菜"——苦瓜

苦瓜，凉瓜、癞瓜、锦荔枝、癞葡萄。葫芦科植物苦瓜的果实，原产亚洲热带地区，广泛分布于热带、亚热带和温带地区。印度、日本及东南亚地区栽培历史久远，中国栽培历史约600年。苦瓜具有特殊的苦味，但仍然受到大众的喜爱，这不单纯因为它的口味特殊，还因为它具有一般蔬菜无法比拟的神奇作用。苦瓜虽苦，却从不会把苦味传给"别人"，如用苦瓜烧鱼，鱼块绝不沾苦味，所以苦瓜又有"君子菜"的雅称。顾名思义，苦瓜是以苦著称的，嫩瓜的苦味来源于糖甙，其味甚苦，到果实成熟时，糖甙被分解，苦味随之消失。在

莴笋，又名莴苣、生笋、白笋、千金菜等。莴笋口感鲜嫩，色泽淡绿，如同碧玉一般，制作菜肴可荤可素，可凉可热，口感爽脆。其营养价值也很独特。

莴笋的营养价值

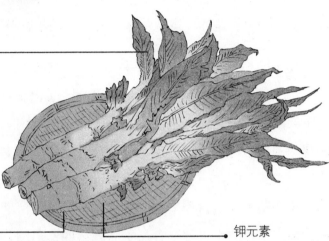

氟元素

它与一般蔬菜不同，富含氟元素，可参与牙和骨的生长。能改善消化系统的肝功能。刺激消化液的分泌，促进食欲，有助于抵御风湿性疾病和痛风。

碘元素

对人的基础代谢、心智和体格发育甚至情绪调节都有重大影响。因此莴笋具有镇静作用，经常食用有助于消除紧张，帮助睡眠。

钾元素

有利于促进排尿，减少对心房的压力，对高血压和心脏病患者极为有益。

这样饮食才健康

现在的很多年轻人在食用莴笋时总爱把叶子丢掉，其实叶子比茎的营养更丰富。莴笋叶中胡萝卜素的含量比茎中高数十倍，维生素B_1是茎的两倍，维生素B_2是茎的5倍，维生素C是茎的3倍。叶中的烟酸含量不仅比茎中的高，其抗氧化的作用也更好。此外，叶中还含有大量的钙。另外，如果买到老莴笋则不宜生吃，可用水焯过后剁成碎末与猪肉调成饺子馅儿，食用时风味独特。莴笋虽好，但也不可多食，莴笋苦寒，凡脾胃虚寒者不宜多吃，有湿疹慢性气管炎者不宜食用。

为什么莴笋叶总是要扔掉?

种子周围的红色胶状物，甜如蜜糖，儿童们常常争先恐后地吃。

中医学认为，苦瓜味苦，生则性寒，熟则性温。生食清暑泻火，解热除烦；熟食养血滋肝，润脾补肾，能除邪热、解劳乏、清心明目、益气壮阳。

但吃苦瓜也应注意不要损伤脾肺之气。尽管夏天天气炎热，但人们也不可吃太多苦味食物，并且最好搭配辛味的食物（如辣椒、胡椒、葱、蒜），这样可避免苦味入心，有助于补益肺气。

促进肝排毒的"好助手"——菜花

菜花，又叫花椰菜。由十字花科甘蓝演化而来，菜花原产于地中海东部海岸，约在19世纪初清光绪年间引进中国。菜花整体很像一个大花球，外形奇特美观。主茎上又分许多支茎，支茎上长满肥嫩的花蕾，密实地簇拥在一起。菜花的花茎、花蕾都可食，色白美观。

花椰菜不仅是营养丰富的蔬菜，更是一种保健蔬菜。在美国《时代》杂志推荐的十大健康食品中名列第四；美国公众利益科学中心把花椰菜列为十种超优食物之一。在古代，花椰菜备受西方人推崇，而且被称为"穷人的医生"，可见它的营养价值非同一般。

菜花的营养价值

儿童常吃花椰菜，对其生长、维持牙齿及骨骼生长有很大的促进作用，而且还能保护视力、提高记忆力。

抗癌防癌：菜花含有抗氧化防癌症的微量元素，长期食用可以减少乳腺癌、直肠癌及胃癌等病症的发病概率。

净化血管：与其他蔬菜相比，菜花含有的类黄酮素为最多的食物之一，类黄酮能够阻止胆固醇氧化，防止血小板凝结成块，因而减少心脏病与中风的危险。

丰富的维生素K：部分人的皮肤如果遭受到轻微的碰撞和伤害，局部皮肤不是青就是紫。这表明其体内缺乏维生素K。最好的方法就

这样饮食才健康

○菜花虽然营养丰富，但常有残留的农药，还容易生菜虫，所以在吃之前可将菜花放在盐水里浸泡几分钟，菜虫就跑出来了，还可有助于去除残留农药。
○吃的时候要嚼几次更利于营养的吸收。
○菜花、西蓝花焯水后，应放入凉开水内过凉，捞出沥净水再用。
○烧煮和加盐时间不宜过长，才不致丧失和破坏防癌抗癌的营养成分。

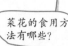

菜花的食用方法有哪些？

是多食用菜花。

解毒肝：常食用菜花会使血管壁加强，不容易破裂。其富含维生素C，大大增强了肝的解毒功能及机体免疫力，可预防感冒和坏血病的发生。

生物活性：菜花中提取的一种酶能预防癌症，这种物质叫萝卜子素，有提高致癌物解毒酶活性的作用；另外菜花中还含有二硫酚硫酮，可以降低形成黑色素的酶及阻止皮肤色素斑的形成，经常食用可滑润开胃，对肌肤有很好的美白效果。

五谷杂粮，调理肝保健康

调肝"第一粮"——大米

大米堪称调理肝的"第一粮"。大米是日常生活中常吃的食物，但你未必知道，它也是养生的一种好食品。《黄帝内经》认为，大米具有润肺养生的功效，且非常推崇五谷养生法——"五谷为养，五果为助，五畜为益，五菜为充"。所谓"五谷为养"，指的是经常食用稻、麦、黍、稷、菽五种粮食作物。如今，我们所说的"五谷"已泛指各种谷类、豆类，俗称"五谷杂粮"。由此可见，作为主食之一的大米在中国人的养生实践中具有难以替代的作用。

大米的营养功效很高，是补充营养素的基础食物。米粥具有补脾、和胃、清肺的功效。米汤可益气、养阴、润燥，不仅能刺激胃液的分泌，有助于消化，而且能促进对脂肪的吸收。中医学一向认为，大米性味甘平，有补中气、健脾胃、和五脏、通血脉、止烦、止渴、止泻的功效，多食能令人"强身好颜色"。

中医学认为，大米入脾、胃、肺经，具有补中益气、健脾和胃、滋阴润肺、除烦渴的作用。古代养生家特别倡导"晨起食粥"以生津液。因此，因肺阴亏虚所致的咳嗽、便秘患者可早晚用大米煮粥服用。经常喝大米粥，有助于津液的升发，可缓解皮肤干燥等不适，如能在煮粥时加点梨，养生效果更好。

有关大米，我们还需要知道一些禁忌：一是切忌将大米与鱼、肉、蔬菜等水分高的食品同时储存，以免因为吸水而导致霉变；二是切忌存放在厨房内，厨房温度高、湿度大，会严重影响大米的质量；

图解展示 大米

人是铁，饭是钢，大米和我们的生活息息相关，它除了能填饱我们的肚子，还有一定的食疗功效。

大米健脾胃通血脉

大 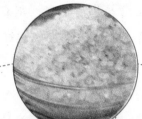 米

粳米性味甘平，归脾、心、肺经，有健脾益胃、消烦止渴、强筋壮骨、止腹泻的功效

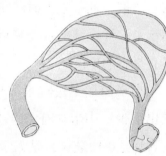

取类比象

从根部汲取的营养通过中空的稻秆不断地向上输送，以维持稻谷的生长，这表明稻秆的输通能力非常强

人体的血管就像稻秆一样也是中空的。中医学向来讲究取类比象，认为稻谷有畅通血脉的功效

粳米有健脾养胃的功效，其汁有止渴、清热毒、止痢的功效，可治心痛；米汤能益气、养阴、润燥；米粥有补脾、和胃、清肺的作用

健脾养胃

畅通血脉

血管是运输血液的通道，常吃粳米有助于保持血脉畅通。血脉不通的人易出现身体肿胀、酸痛，严重时会出现血管阻塞。特别是人随着年龄的增大，出现血管易硬化的概率也随之增加，经常吃些粳米可帮助改善此状况

取类比象

三是切忌将大米靠墙着地，而应放在垫板上。

理脾健肝"黄金米"——小米

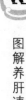

小米，又称粟米。人们之所以用"沧海一粟"来形容事物的渺小和平凡就是因为小米个头极小，又太普通，以至于被很多人忽视了它的食疗价值。中医学认为，小米味甘，性咸，有健脾除湿、清热解渴的功效。如用小米熬粥，营养非常丰富，素有"代参汤"的美誉。我国北方许多女性在生育后，都有用小米加红糖来调养身体的传统。

《黄帝内经》提倡"五谷为养"。五谷之一就是稷，在古代指的就是小米。这个"稷"与江山社稷的"稷"是同一个字。社稷指代国家。所谓"社"是古时的一种祭祀祖先的礼仪。"社稷"呢，就是指用小米，即最好的食物来供奉祖先。由此可见，小米在古人的心目中具有很高的地位。

小米的加工过程很简单，保存了许多维生素和无机盐，营养流失也很少。小米含有的维生素B_1的含量是所有粮食中最高的，每100克含量达0.12毫克，是大米的好几倍。小米还含有多种维生素、蛋白质、脂肪、糖类及钙、磷、铁等人体所必需的营养物质。另外，小米中的色氨酸含量在所有谷类中是最高的。色氨酸有什么用呢？它能调节睡眠。所以，中医学认为，小米除了能清热解渴、健胃除湿之外，还有和胃安眠的功效。睡前喝点儿小米粥，能让人快速进入睡眠状态。

我们把小米作为主食时，一般应选择新鲜的小米。这与选择新鲜的蔬菜是一个道理，新鲜的小米含有的营养成分更丰富一些，口感也更好。陈年的小米的营养成分已大大减少，但也有其特殊的功用。陈年的小米有助于健脾和胃、益中补肾、清热解毒，因而适合脾胃虚弱的人食用。将陈年的小米煮粥喝，可以缓解和消除脾胃虚热、恶心反胃、腹泻等症状。

小米的价值这么高，自然应当引起我们的关注，但有一点必须注

图解展示 小米

小米营养十分丰富，堪称产妇和老弱患者的"代参汤"，常吃小米有健脾和胃、补益虚损、和中益肾、清热解毒的功效，是补脾养胃之佳品。

小米的特性和功效

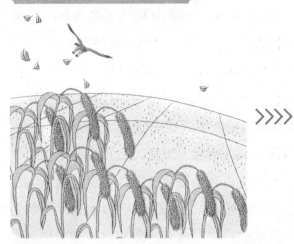

>>>>>

小米性咸、味甘，入脾、胃、肾经。有健胃除湿、清热解毒、助安眠功效。女性生完孩子，大多要喝小米粥，这是因为它有极好的补益作用。

小米粥油治腹泻

在熬小米粥时，千万不要把上面的那层浮油去掉，这层粥油可是小米营养的精华所在，它有健脾益气的作用，特别适于脾胃升发能力差、经常腹泻的小孩喝，喝完腹泻很快就能好。

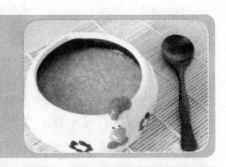

健康小贴示

如何来鉴别小米的质量好坏

一看色泽：品质好的小米色泽均匀，色黄富有光泽；经染色的小米，色黄无光泽。二闻气味：经过染色的小米，带有一股染色素的气味；未染色的小米带有淡淡的清香。三用水洗：新鲜小米，用温水清洗时水色不黄；染色后的小米，用温水清洗时，水色显黄。

意：熬小米粥的时候，千万不要把飘浮在上面的浮油撇掉，因为它是小米营养的精华所在。很多小孩子脾胃功能偏弱，很容易吃坏肚子。这时，不妨给他喝点儿小米粥油，很快就能止泻，健脾益气的作用极为明显。

预防脂肪肝的"珍珠米"——玉米

《黄帝内经》记载："五谷为养，五果为助，五畜为益，五菜为充，气味合而服之，以补精益气。"其中五谷指的是粳米、小豆、麦、大豆、黄黍。黄黍就是我们所说的玉米。玉米俗称"棒子""苞谷"，北方人喜欢拿它当主食。古往今来，玉米可以说是很大众化的食品，上至王侯将相，下至黎民百姓，都极其爱吃。

据清史记载：当年八国联军进攻北京，慈禧太后带着光绪帝仓皇出逃，当日夜宿在京郊西贯市村内的一座清真寺内。由于一路颠簸、水米未进，慈禧和光绪此时已身心疲惫，饥肠辘辘。村民为他们奉上熟窝头。慈禧问这是什么？侍从说："珍珠米窝窝头。"其实就是玉米窝窝头。慈禧吃完后觉得特别香，问这是什么做的，李莲英回答说是用棒子做的。太后说："这么好吃的东西，为什么叫棒子，太难听了，改名叫'御米'吧。"从此棒子就叫"御米"，后来出于书写方便，又改为"玉米"。

其实，玉米不仅能填饱肚子，还具有很高的保健价值。玉米性平味甘，有开胃健脾、除湿利尿、止血降压、平肝利胆的作用。主治小便不利、腹泻、消化不良、水肿、黄疸、胆囊炎、胆结石、糖尿病、高血压等病症。《本草纲目》也认为玉米有"调中开胃"的功效。胃口不好的人喝点儿玉米粥非常养胃。玉米须可千万不能丢掉了，它可是一味很好的降压利尿药。用玉米须煮水趁热喝，早晚各1次，对高血压、糖尿病、小便不利、肾炎水肿等都有很好的辅助治疗作用。

排骨玉米汤

食材：排骨、玉米、水、盐、柴鱼味精、香油。

图解展示 玉米

玉米性平味甘，具有开胃健脾、除湿利尿、止血降压、平肝利胆的作用。《本草纲目》也认为玉米有"调中开胃"的功效。

玉米药膳

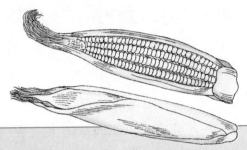

食材：玉米面、粳米、白糖

做法：将适量玉米与粳米一同煮粥，粥熟后加白糖或盐调味食用即可

功效：调中开胃、宁心和血，适合冠心病，高血压病，高脂血症，心肌梗死，动脉硬化等心血管疾病及癌症患者常食用，对病情控制有帮助

食材：玉米须6克，玉米30粒，蝉衣3个，蛇蜕1条

做法：将以上药材一起加水煎服，每日1剂，30天为一个疗程

功效：补肾利尿、去肿止痛，适用于慢性顽固性肾炎患者食用

糖尿病患者及肥胖人群的好食膳

玉米窝窝头富含人体必需的多种蛋白质、不饱和脂肪酸、氨基酸、碳水化合物、粗纤维和多种微量元素、矿物质，常吃有调理胃肠，改善消化功能的作用，是现代人群首选的健康食品之一，而且它还具有低脂、低糖的特点，特别适合糖尿病患者及肥胖人群。

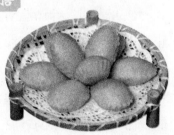

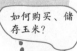

这样饮食才正确

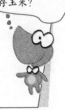

如何购买、储存玉米？

购买玉米宜选择色泽金黄、饱满、没有虫眼、较干燥无霉变的玉米。发霉的玉米已变质了，不能吃。储存新鲜玉米要注意，剥去外表后要保留最里面的两三层皮，不必择去玉米须，不要清洗，直接装入保鲜袋，放入冰箱冷藏室里即可。如果想要保存较长时间，也可以放在冷冻室里。

做法：将排骨洗净后用热水氽烫去血水，再捞起洗净沥干备用。玉米洗净切段备用；将所有材料及调味料一起放入内锅，加热煮沸后改中火煮5~8分钟，加盖后熄火，放入锅中，闷约2小时即可打开盛起食用。

养肝补肾的美味豆——大豆

《黄帝内经》认为"肾谷豆"。因为在五谷中，豆（大豆）的补肾功能最强，再仔细看看外形，其实与人体的肾最相似的食物就是大豆。

研究人员曾经用相同量的大豆蛋白和动物蛋白给慢性肾衰竭的患者吃，结果吃大豆蛋白的患者肾功能的情况要比吃动物蛋白的患者好；用同样的方法在慢性肾衰竭动物模型中实验，也是吃大豆蛋白的动物比吃动物蛋白的动物肾功能好。这说明大豆对肾确实是有很好的补益作用。

除此，大豆是钙的天然宝库，它的含钙量较其他豆类要多近50%，其中所含钙、磷、钾和硼元素，不含有丰富的无机盐及卵磷脂。这些营养成分均为肝炎康复的必需营养素。

研究表明，卵磷脂对人和动物的肝具有保护作用。它不仅可以防止肝功能异常，还可以起到保护肝不受酒精的侵害，从而有效降低乙醇性肝硬化、乙醇性脂肪肝的患病率。此外，大豆卵磷脂有一定的乳化作用，能够保护肝细胞、促进肝细胞的活化和再生，从而增强肝功能，而用大豆加工的豆腐、豆浆、腐竹等，其蛋白质等营养成分在人体的消化率高达90%，可以制成多种美味佳肴及食疗药膳，帮助肝病患者调节营养，改善病情。

此外，大豆中的铬等微量元素有调整糖代谢的作用，同时还能促使废物排出体外，避免血糖升高。所以，大豆是预防和治疗肝病的理想食品。

黄豆不仅是重要的粮食作物，还具有很高的药用价值，煮汤喝可清热解毒，利小便；制成豆浆能清利大小便，解热润肺，宽中下气。它还是高血压、心脏病、动脉硬化等心血管病患者的有益食品。

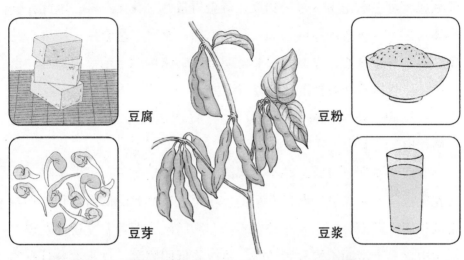

豆腐

豆粉

豆芽

豆浆

　　黄豆是一种营养丰富、用途广泛的农产品，可以加工成豆腐、豆芽、豆粉等，它们各自具有不同的作用和功效。

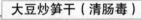 **大豆炒笋干（清肠毒）**

食材：干笋150克，大豆适量，葱、姜、蒜各适量，调味料酱油2大匙，糖1大匙、盐、味精、五香粉少许，植物油、高汤各适量。

做法：大豆洗净后用温水泡1小时，至涨发后捞出沥干备用。干笋用清水浸泡至软后，切小丁用少许盐和酱油略腌。炒锅烧热油，放大豆、笋丁及调味料略炒片刻，加入高汤，烧至汁收入味即可。

功效：笋类和豆类制品都是高纤维、低热量的绿色食物，具有清肠毒之功用，是肝病患者的理想佳肴。

修复肝血管的"长寿果"——花生

　　花生号称补肝"人参果"，本身也是一味地道的中草药。一般说来，花生适用于营养不良、脾胃失调、咳嗽痰多、乳汁缺少、贫血、便秘、失眠等症。在《黄帝内经》中有"五果为助"的说法。这里说的"五果"，其实是泛指各种水果、坚果。从这个意义上说，作为坚

第五章　养肝食物与食疗方

果的花生也属于"五果"之列。花生既能帮助消化，又富含各种营养物质。《本草纲目》强调，花生具有和胃补气、清咽止痰、润肺通乳的功效。据《药性考》记载："食用花生，养胃醒脾，滑肠润燥。"立秋之后可适当吃些花生，对于养生保健极有帮助。胃炎、十二指肠溃疡患者可生吃花生，每次20克，可温胃散寒。花生性补，因此，病后体弱、手术病人恢复期、妇女孕期产后，都可少量食用生花生。花生红衣含有止血素，止血效果非常明显。临床可用于治疗内外各种出血症，使受损的肝血管得到修复与保护。

在民间，花生被视为延年益寿的"长生果"，与黄豆同被誉为"植物肉""素中之荤"。

有些朋友常有应酬，免不了喝酒。在这种情况下，可以多喝一点儿花生豆浆，对养肝护肝极有帮助。花生豆浆具有降低血脂和延年益寿的作用。肝不好的人大多缺少不饱和脂肪酸。营养专家研究发现，花生中含有丰富的不饱和脂肪酸，可以降低胆固醇。豆浆本身具有补虚润燥、清肺化痰的功效，与花生混合，事半功倍。

花生豆浆的具体做法是：将黄豆（50克）、花生（25克）洗净；浸泡两个小时；用豆浆机打出浆汁。饮用时，不必拘泥于时间和次数。如果当天有剩余可存入冰箱。第二天饮用前，必须煮沸。

经常饮用大枣花生汤，可健脾、益气、养肝，尤其适用于急慢性肝炎、肝硬化血清转氨酶升高的患者。

现代医学研究证实，花生至少具有三大功效：一是降低胆固醇。花生油中含有大量的亚油酸，可将人体内胆固醇分解为胆汁酸排出，减少因为胆固醇超高而引发多种心脑血管疾病的发生率。二是延缓人体衰老。花生中的锌元素含量高于其他油料作物，能增强大脑记忆功能，可激活中老年人脑细胞，延缓人体衰老，具有抗老化作用。三是预防肿瘤。花生、花生油中含有天然多酚类物质——白藜芦醇。这种物质堪称最有效的抗衰老物质，是肿瘤疾病的天然化学预防剂，还能防治动脉粥样硬化、心脑血管疾病。

花生又名落花生、地果、唐人豆。花生长于滋养补益，有助于延年益寿，所以民间又称"长生果"。

花生的药用价值

花生中的维生素K有止血作用。花生红衣的止血作用比花生高出50倍，对多种出血性疾病都有良好的止血功效。

花生含有维生素E和一定量的锌，能增强记忆，抗老化，延缓脑功能衰退，滋润皮肤。

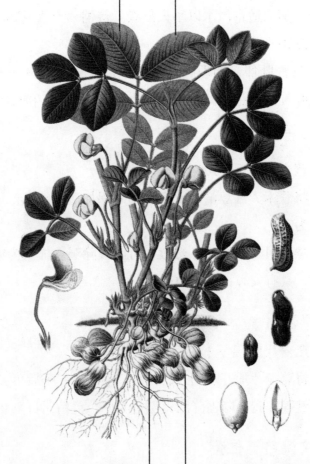

花生含有的维生素C有降低胆固醇的作用，有助于防治动脉硬化、高血压和冠心病。

花生中的微量元素硒和另一种生物活性物质白藜芦醇可以防治肿瘤类疾病。

最实用的养肝食疗方

砂仁橘皮粥

食材：粳米100克，砂仁15克，橘皮5克。

做法：将粳米淘洗干净；砂仁研碎；橘皮洗净。将粳米、橘皮一起放入锅中，加入适量清水以小火熬煮。待粥熬至八成熟时，加入碎砂仁继续熬煮10分钟即可。

功效：改善肝郁，调理脾胃不和。橘皮（中药称陈皮）色黄入脾，具有疏肝解郁、益脾胃之功能。砂仁行气疏肝、和胃醒脾。

薏米红豆粥

食材：薏米、红豆各100克。

做法：将薏米、红豆清洗干净，同入锅加适量清水，小火熬煮，以食材熟烂为宜。

功效：薏米可药食两用。薏苡仁可健脾除湿。红豆为赤色，赤色可入心入血，具有安心补血之功用。

枸杞燕麦片粥

食材：燕麦片100克，枸杞子30克。

做法：将燕麦片加开水调开后稍煮，加入枸杞子后再煮熟至粥。

功效：健脾和胃，降糖降脂，滋肾养肝，益精明目。

芝麻核桃益智仁粥

食材：大米50克，核桃仁、益智仁各10克，黑芝麻20克。

做法：益智仁洗净先入锅中，加入适量清水，小火慢炖30分钟，滤渣。核桃仁捣碎，小火慢炒至香味出。将大米、益智仁、黑芝麻、核桃仁同放入锅中，入适量清水，大火烧开后转小火熬至粥熟即可。

功效：肝肾同补。益智仁滋阴养肝，黑芝麻和核桃仁可滋阴补肾、补肾生精。四者合用可增强肝功能。

香菇油菜粥

食材：油菜150克，香菇50克，粳米100克，油、盐适量。

做法：将香菇用温水浸泡后切丁，油菜洗净切块，然后将二料下锅煸炒入味后盛起。将粳米洗净后放入沸水锅内煮沸，改用文火煮熟，入炒好的香菇油菜继续煮熬，至粥熟后即可食用。

功效：活血消肿，补肝健胃。常食此粥可使眼睛明亮，抗衰老。

莴苣子甘草粥

食材：莴苣子15克，甘草10克，粳米50克。

做法：将莴苣子捣碎，与甘草同煎，去渣留汁。将米放入同煮成稀粥即可。空腹服用，连用3天。

功效：补脾胃，通乳汁。

胡萝卜猪肝粥

食材：胡萝卜100克，猪肝50克，粳米100克。

做法：将胡萝卜洗净切成碎丁；猪肝洗净切小丁；粳米淘洗干净。将以上食材入适量清水，小火煮熬，以食物熟烂为宜。

功效：补肝明目，尤其适宜电脑工作者。

何首乌粥

食材：何首乌20克，大米50克，红枣4枚，白糖适量。

做法：将何首乌洗净、研碎；大米、红枣清洗干净，红枣去核，然后同入锅中，加适量清水煮粥；煮至八成熟时入何首乌粉，继续炖煮10分钟，即可食用。食用时入适量白糖。

功效：补肝养肾，益力气。

枸杞甲鱼羹

食材：枸杞子30克，甲鱼500克，葱半根，生姜、盐、醋各适量。

做法：将甲鱼宰杀去除内脏，清洗干净后切成块状，然后用开水焯一下。枸杞子洗净切碎；生姜切片；葱切成葱花。将准备好的食材都放入砂锅，大约煮1个小时，最后放葱花和盐即可。

功效：滋阴养血。尤其适宜阴虚羸弱及阴虚潮弱者食用。

燕麦牛奶汤

食材：燕麦粉50克，鸡蛋1个，鲜牛奶100毫升。

做法：将燕麦粉用清水少许调成糊状，鸡蛋打匀。锅至火上入清水适量，水开后倒入燕麦糊、鸡蛋，搅匀后起锅，冲入鲜牛奶即可。每日早餐食用。

功效：止渴，养心肺，润皮肤。

生菜鲫鱼汤

食材：生菜200克，鲫鱼1条，盐、胡椒粉、味精、姜各适量。

做法：鲫鱼去鳞、腮、内脏后洗净，与洗净后的生菜同入锅内，加水适量，大火烧沸，小火炖至鱼烂后加入调料即可。

功效：清肝利水，消肿解毒，益气健脾。

芹菜红枣降压汤

食材：芹菜300克，红枣120克。

做法：加水适量煮汤，分次饮服。

功效：清热平肝，利尿除湿，养血安神。

草菇豆腐汤

食材：草菇500克，豆腐一块，豌豆2汤匙，汤、生粉各1汤匙，油3汤匙，盐、糖、生抽各少许。

做法：草菇泡软，豆腐切成1厘米厚、3厘米见方沥干水。下油1汤匙将豆腐煎至金黄色后盛起。下油2汤匙炒草菇，倒入汤煮一会儿加豆腐及豌豆，用其他调味料调味，生粉勾芡即成。

功效：护肝健胃，降血压和胆固醇。

荠菜豆腐汤

食材：荠菜100克，胡萝卜1小根，豆腐200克，香菇3个。盐、味精、植物油各适量。

做法：胡萝卜去皮、洗净后切成小丁。香菇洗净用清水泡发，切小丁。豆腐切丁，荠菜洗净切小段。将备好的食材一起入砂锅，入适量清水，小火慢炖，炖开后加入适量植物油再炖10分钟即可。

功效：疏肝解郁，清肝火，有利于肝阳升发。

乌梅红枣银耳汤

食材：红枣100克，乌梅20克，银耳2朵，冰糖适量。

做法：先将乌梅、红枣洗净，红枣去核；银耳泡发撕成小块，然后将红枣、乌梅一同放入砂锅，加入适量清水，大火烧开后改用小火慢熬40分钟，入银耳，继续熬15分钟即可，食用时可加冰糖调味。

功效：滋补肝肾，增强肝肾。

甲鱼汤

食材：甲鱼1只（约重500克），枸杞子30克，山药45克，女贞子15克。

做法：将甲鱼宰杀，洗净取肉切块，女贞子用纱布包好，山药洗净切片，同枸杞子共入锅中，加水适量，共炖熟烂，弃药包饮汤食甲鱼肉，每日分2次食完，连用3~5天。

功效：补肝益肾，益寿延年。

凉拌莴苣

食材：嫩莴笋尖400克，芝麻酱、辣椒油各20克，甜酱5克，熟芝麻末2克，花椒面1克，精盐、白糖各适量。

做法：取莴笋的嫩尖部分，去叶和皮，洗净，先切成5厘米长的段，再切成细条，加精盐（5克）拌匀，腌渍2小时，除掉涩味。将腌过的笋尖用清水洗净，沥干水分，放入大碗。再把辣椒油、白糖、精盐、甜酱、花椒面、芝麻末、芝麻酱一起混合成汁，浇在莴笋尖上，拌匀即成。

功效：利五脏，通经脉，明耳目，利小便。

山药红枣炖兔肉

食材：兔肉500克，山药60克，红枣10枚，生姜、盐各适量。

做法：将兔肉清洗干净切成块，用开水焯一下。将山药及红枣分别洗净，将枣核去除、山药切块状；生姜切片。将备好的食材一起放入锅中，入适量清水以小火慢炖，炖至食物熟烂为宜。

功效：补充脾气，强健脾胃。

板栗炖乌鸡

食材：板栗（鲜）10枚，乌鸡1只，生姜、精盐各适量。

做法：将乌鸡去除内脏，清净后剁成块，入开水中稍焯一下，捞出。板栗洗净后同乌鸡一起放入锅中，加入适量清水以小火慢炖约2个小时，等鸡肉熟烂时加入适量的精盐调味即可。

功效：栗子具有健筋骨、舒经络之功用，同时还能补肝养肾。二者合用可滋补肝肾、改善体质。

苋菜豆腐滚双蛋

食材：绿叶苋菜400克，豆腐两大块，咸蛋1个，皮蛋1个，蒜头2瓣，姜1片，水5碗。

做法：苋菜洗净；豆腐用水冲净，切块；皮蛋和咸蛋洗净去壳，切小块；蒜头去衣切成薄片；热锅放两汤匙油，待油六成热时放姜片和蒜片爆香，加水煮开，放入豆腐、皮蛋和咸蛋，加盖滚5分钟；下苋菜煮至软，下盐调味即可食用。

功效：清利湿热，清肝解毒，强身健体。

西红柿炒鸡蛋

食材：西红柿2个，鸡蛋3枚，植物油35毫升，精盐、酱油、味精各适量。

做法：西红柿洗净，切成小片置盆中。将鸡蛋取蛋清部分流入碗中搅匀呈雪花状，放少许精盐。油沸至七成热，将蛋清炒熟铲出装盘。用锅内熟油煸炒西红柿，掺入鸡蛋，入酱油、味精拌匀即可。

功效：清热解毒，健胃消食，凉血平肝，补血养血。

青炒苦瓜

食材：鲜嫩苦瓜1根，大蒜适量，食用油适量，食盐适量，味精适量。

做法：将苦瓜从中间切成两半，挖净瓤，洗净，切成薄片，在开水中浸泡10分钟（可以去除一些苦味）；将大蒜剥皮，切成碎茸。取出苦瓜，用凉水过一下，沥干水分。锅中放入食用油，烧热，将蒜茸下锅炒拌片刻，放进苦瓜片、食盐炒约5分钟。出锅前加入少许味精拌匀，出锅装盘即可。

功效：消暑除热，明目解毒，降低血脂。

香干炒芹菜

食材：芹菜200克，香干100克，花椒20粒，盐1克，味精1克，烹调油适量。

做法：芹菜洗净切小段用开水焯一下。下锅后烫5秒捞出立即过凉，以保持芹菜颜色翠绿。油热后入花椒略炸，然后入香干煸炒。至香干微黄时加入芹菜用大火煸炒。最后撒少许盐、味精以调味。

功效：健脾和胃，滋肾养肝。

双金（金银花、金钱草）炖瘦肉

食材：干金钱草80克（鲜金钱草200克），金银花60克（鲜品150克），猪瘦肉600克，料酒20克。

做法：将猪瘦肉洗净，切成小块；将金钱草和干金银花用纱布包好。将备好的食材一起放入锅中，加清水，以清水浸没食材为宜。旺火烧开加料酒，文火炖2小时，取出药包。饮汤食肉，每次一小碗，每日服2次。

功效：疏肝解郁，增强肝功能。金银花性寒可清肝热降肝火，而且外溢芳香可舒缓解郁。金钱草可清热解毒，去除湿邪。

金针菇拌肚丝

食材：猪肝半具，鲜金针菇250克，酒、精盐、味精、麻油、葱、姜片各少许。

做法：猪肚翻洗干净，炒锅内加水1200克，放入猪肚，加酒、葱结、姜片，旺火烧开后，文火焖酥，取出切丝。金针菇去根去叶，洗净，切成3厘米长小段，放入开水烫至八成熟取出。将金针菇与肚丝拌匀，再加精盐、味精、麻油调和即可。

功效：补肝，益肠胃。对肝病、胃肠道炎症、溃疡、癌瘤等患者有补益作用。

香菇干贝炖猪血

食材：水发香菇50克，水发干贝30克，猪血块200克。

做法：先将水发香菇洗净，择去蒂，保留柄，将香菇切成丝，备用。将干贝用温水洗净，放入碗内，加入鲜汤及料酒，上笼蒸烂后，取下待用。将猪血块洗净，入沸水锅中焯烫片刻，捞出，冷水中过凉，切成1.5厘米见方的猪血块，待用。烧锅置火上，加植物油烧至八成热，加入猪血块及鲜汤，大火煮沸，加入香菇丝，并倒入蒸熟的干贝及其蒸炖液汁，改用小火煨炖30分钟，加葱花、姜末、精盐、味精，拌匀，再煮至沸，以湿淀粉勾薄芡，淋入麻油，即成。佐餐食用。

功效：益气养血，生津抗癌。适用于原发性肝癌及其他消化道癌症。

何首乌炖乌鸡

食材：何首乌8克，乌鸡350克，清水1000克，姜10克。盐5克，鸡精3克，糖1克。

做法：乌鸡斩件汆水制净，何首乌洗净备用，姜切片待用。将净锅上火，放入清水、姜片、何首乌、乌鸡，大火烧开转小火炖40分钟调味即成。

功效：补肝肾，益精血。对阴虚血少、头发早白、遗精有一定的治疗作用。

枸杞桂圆蒸母鸡

食材：母鸡1只，枸杞子、桂圆肉、荔枝肉、去核黑枣、莲子肉各15克，冰糖、食盐、清水适量。

做法：母鸡宰杀后去毛及内脏，剁去鸡脚，加入桂圆肉、荔枝肉、去核黑枣、莲子肉、冰糖、食盐、清水，隔水蒸2小时，放入洗净的枸杞子，再蒸15分钟。佐餐食用。

功效：补血养阴，益精明目。适用于气血虚弱、面色苍白、耳鸣、视力减退、病后体虚等症。

红烧带鱼

食材：鲜带鱼400克，色拉油40克，葱、酱油、料酒、面粉各8克，水淀粉、白糖、蒜、姜、醋、精盐各4克，味精1克。

做法：带鱼去头尾，切成6厘米长的段，洗净后蘸面粉，入热油中煎成两面浅黄色铲出备用；葱切丝；姜、蒜切片。炒锅中倒油烧热，加入葱丝、姜片、蒜片炝锅，将煎好的带鱼段码在锅内，烹入料酒、酱油、醋，加入精盐、白糖，大火烧开，转小火烧透，加入味精，用水淀粉勾芡，出锅即可。

功效：和中开胃，养肝补血，泽肤健美。

佛手酒

食材：佛手30克，白酒1000克。

做法：将佛手洗净，用清水润透后切片，再切成正方形小块，待风吹略收水气后，放入坛（瓶）内，然后再注入白酒，封口浸泡。每隔5天，将坛搅拌或摇动一次，10天后即可开坛，滤去药渣即成。饮用时，根据自己的酒量，每次服用3~5克。

功效：疏肝理气，和脾温胃，适用脾胃虚寒兼气滞所致的脘腹胀满、冷痛、纳呆、嗳气及肝郁气滞所致的胁痛、胸闷等症。

大枣酒

食材：红枣150克，白酒1000毫升。

做法：将红枣洗净后去核，切成小块。将酒坛洗净控干后倒入红枣，然后将白酒倒入。密封浸泡约60天，即可饮用。

功效：补气生血，养血补肝，补益脾胃。

枸杞人参酒

食材：枸杞子30克，白酒500毫升，人参2克，熟地黄10克。

做法：枸杞子洗净备用，人参烘软后切成片状，然后将两者用纱布包好，同熟地黄一起放入酒坛密封15天左右，即可饮用，每次饮一小杯。

功效：枸杞子可补肝血、健脾胃。熟地黄补血滋阴、补精益髓。

酸枣仁茶饮

食材：酸枣仁15克，白糖适量。

做法：将酸枣仁洗净后捣碎入茶壶，用开水冲泡后加盖闷5分钟，即可代茶饮用，饮用时可适量加些白糖。

功效：降肝火，助睡眠。这款茶饮特别适宜平日肝火较大、易发脾气、睡眠质量差的人饮用。

茉莉玫瑰柠檬蜜茶

食材：红玫瑰花6朵，茉莉花3朵，柠檬片1片，蜂蜜适量。

做法：将以上食材一同放入茶壶用开水冲泡，加盖闷5分钟。喝茶时可放入适量蜂蜜。

功效：疏肝理气，健脾除湿。

佛手菊花茶

食材：佛手10克，菊花6克。

做法：将佛手和菊花一起放入茶壶用白开水冲泡，加盖闷5分钟，即可饮用。

功效：疏肝，清热，去火。

桂花红枣茶

食材：桂花（干）1克，红枣6枚，桂圆6枚。

做法：红枣洗净去核。剖几刀。将以上食材用沸水冲泡，闷盖10分钟即可饮用。

功效：升发肝气，调节内分泌。

第六章

补肝护肝，经络养生最实用

❋　❋　❋　❋　❋

当代社会，很多人的肝都存在大大小小的坏毛病。导致卖补肝药的人也越来越多。等到肝出现大问题时病急乱投医。其实，天下根本就没有疗效好的补肝药。为什么？从五脏与五行的对应关系可知：肾为水，肝为木，水（母）生木（子），肾是肝的母亲，而现代养生总爱调肾精，结果母亲身体越调越弱，最后自顾不暇哪有力量保护孩子。所以，凡是补肝药，都是在通过调肾精、调元气来补肝，肾精足的话可以调，不足则危害就大了。这就是"天下没有补肝药"的真正缘由。

那么肝生病了怎么办呢？唯采用疏通法——就是用揉肝法锻炼身体，才能锻炼肝、补肝精，而且采用经络疏通法既方便、又实用。

补肝护肝别错过的五大穴位

肝为将军之官，开窍于目，其华在爪，主疏泄，性喜条达而恶抑郁。肝的任务就是保持人体全身气机疏通畅达而不瘀滞。中医学认为，通过穴位按摩可起到补肝护肝之养生功效。

太冲穴

太冲穴为肝经的原穴，通俗来讲，相当于储存肝经元气的仓库。如果时常有空就按摩刺激一下太冲穴，能很好地调动肝经的元气，使肝功能正常。

太冲穴的具体位置是足大趾和第二趾的趾缝往足背上4厘米处，堪称人体第一大要穴。从中医学的养生实践来看，经常按揉太冲穴将有助于排除人体内部的浊气、浊物。实际上，太冲穴是肝的原穴，经常按揉此穴将有助于增强肝的排毒功能。有些人经常头晕，浑身乏力，似乎也找不到原因。其实就是肝功能衰弱了，难以为心脏补充足够的气血了。五行之中，肝属木，心属火，木生火，但如果木不足，火就不可能旺。在这种情况下，就要经常按揉太冲穴。具体如何按揉呢？为了进一步增强效果，可在每天晚上先用热水泡脚10分钟。这样一来，足部的气血就被有效地激活了。然后，用两手拇指从太冲穴一直推揉到行间穴，动作应缓慢而有力。这个行间穴在肝经上也很关键，属于第二大穴位。采用这种方式推揉，可以刺激肝经上的两大穴位，效果自然非常理想。在此基础上，可以用双手交替按摩两脚脚心，时间上各应在5分钟以上。

图解养肝速查手册

肝为将军之官，其任务就是保持人体全身气机疏通畅达而不瘀滞。以下5个穴位为补肝养肝的要穴，只要有空多按摩这些穴位则可收到意想不到的养生效果。

太冲穴

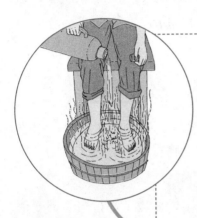

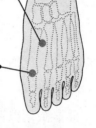

太冲穴
位于足背，第1、2跖骨结合部之前凹陷中。用手轻轻抚摸蹈趾与第2趾的骨骼，在其交汇处的最高点有一凹陷处，即为太冲穴

行间穴
位于足背侧，第1、2趾之间，趾蹼缘的后方赤白肉际处

先用热水泡脚10分钟。激活足部的气血

以示指指腹从太冲穴一直推按到行间穴，动作应缓慢而有力

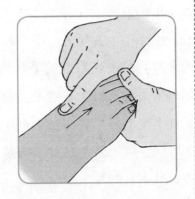

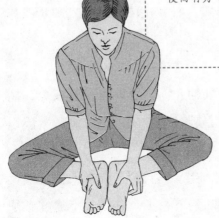

在此基础上可以用双手交替按摩两脚脚心，时间上各应在5分钟以上

肝俞穴

肝俞穴为肝的背俞穴，为肝的元气在身体背部汇聚而成的"水潭"，肝俞是养肝不可缺少的养生要穴。肝俞与太冲搭配，在中医学里属于"俞原配穴"法，能够补肝阴，养肝柔肝。

肝俞穴位于人体的背部脊椎旁，第九胸椎棘突下，左右二指宽处（或第九胸椎棘突下，左右旁开1.5寸）。按摩手法：选准肝俞穴（第九胸椎棘突水平旁开4.5厘米），双拇指分别按压在双侧肝俞穴上，做旋转运动，由轻到重至能承受为止，每次持续10～20分钟，每次3～5次。

足三里、三阴交穴

足三里、三阴交穴为补脾胃的两大要穴。俗话说，脾胃是后天之本，运化气血全靠它们，所以养肝必须把脾胃这个运化气血的"机器"保养好。

日本东京以前有个习俗，每次建成一座桥，竣工通行当天都要请当地年龄最高的长者先从桥上走过。在日本《帝国文库》中有一段记载，说元保十五年九月十一日，永代桥竣工仪式上，最先走过的是三河水泉村的平民百姓满平和他一家三代的6位长寿老人。人们纷纷询问满平是否有长生不老术。满平笑着说，哪有什么长生不老术，只有祖传下来的三里灸而已。三里灸是艾灸的一种，指用艾直接灸"足三里"穴。据记载，这种方法是我国唐代著名文化使者鉴真大师东渡后传给日本人的。

太溪穴

太溪穴为肾的原穴，是储存肾元气的仓库。肝属木，肾属水，树木需要水的浇灌才能健康成长，所以养肝必须滋阴。按摩刺激太溪以调养肾的功能，以便更好地"滋水涵木"。

太溪穴在脚内踝后缘的凹陷当中。揉太溪穴时，许多人根本没反应，尤其是身体虚弱者，并且一按就凹陷下去了。这时，不痛的必须

肝俞穴

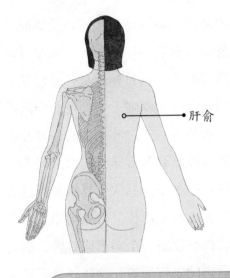

肝俞

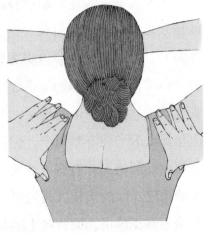

选准肝俞穴，双拇指分别按压在双侧肝俞穴上做旋转运动，由轻到重至能承受为止，每次持续10~20分钟，每次3~5次

足三里

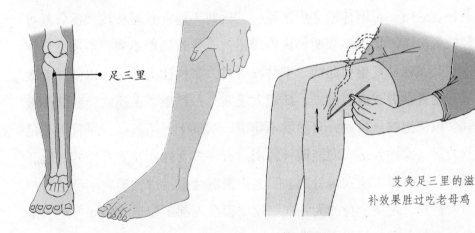

足三里

艾灸足三里的滋补效果胜过吃老母鸡

按摩时以拇指点按足三里穴约100次，力度稍重，以感到胀痛为宜。艾灸时将点燃的艾条沿足三里穴缓慢上下移动，感觉微烫但不致灼伤为宜

要把它揉痛，痛的要把它揉得不痛。归根结底就是要把气血引到脚底的涌泉穴去。

太溪穴能够激发、调动身体的原动力，但调动起来后必须要把它储藏起来，即储藏到涌泉穴，这样您就有健康的根基了。所以像每天搓脚心、做金鸡独立、泡脚之类的保健要领，其目标就是打通肾经，引火归源。肾经泛起的不适症，包括足跟痛、咽喉干、痛经、胸闷、支气管炎、哮喘、老年痴呆、耳鸣、齿患等。不过不用担心，肾经看似是那么的"弱不禁风"，但是平常多按摩刺激太溪穴，以上诸多不适都会逐渐消失。有些人难免会质疑：一个小小的穴位竟然能有这么大的功能？因为太溪穴是肾经的原穴，也就是源头。肾经的原发力、原动力都在这里，而肾经上的每个穴位好比是一个多米诺骨牌，通过刺激这个穴位，使它逐步撞击、疏通别的穴位通道，这样一来，整条肾经都通畅，这叫牵一发而动全身。最后，您会发现自己整个身心得到了全面的改善。

有时常听见老太太在一起拉家常，"我最近老是足跟痛，走点路就痛得不行……难道真的是老得走不动了吗？""我最近老是咽喉干，唾液也少，喝这么多的水也不中用……"说着还晃了晃手中的大茶杯，这时一位退休的老中医说："这些不适症只需按按太溪穴就可轻松解决了。足跟痛表明瘀血停滞不前，导致局部不通，不通就会疼痛。其实这是肾虚引起的。平常没事时，多揉揉太溪穴，以便顺着太溪穴把肾经的气血引过去，疏通太溪穴。一旦激活太溪穴，新鲜血液就会很快把瘀血疏通，自然就不痛了。咽喉干，唾液少，是肾阴不足惹的祸。揉揉太溪穴即能调补肾阴。有许多女性朋友来月经的时候肚子痛，这时揉太溪穴很管用。"老中医继续说："太溪穴不但是肾经的大补穴，还是全身的大补穴。这个很多人都不知道，只知道足三里穴是强身大穴，但与太溪穴相比，足三里偏重于补后天，太溪穴偏重于补先天。所以，要补先天之本就得从太溪穴开始。"

三阴交穴

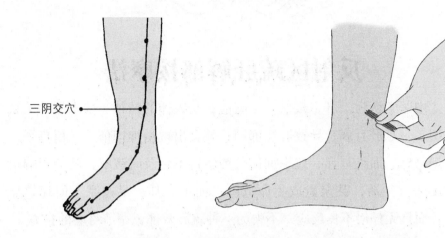

三阴交穴

找准穴位，可用牙签刺激三阴交穴，力度稍重，每穴7～15次，也可以用拇指指腹推按三阴交穴，力度以感到酸胀为宜

太溪穴

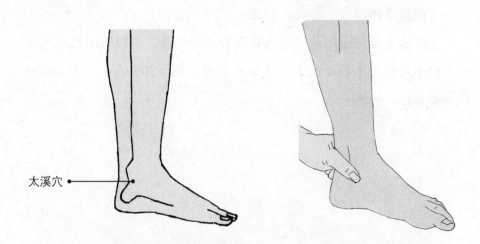

太溪穴

找准太溪穴，以拇指按揉此穴约50次，力度适中，不要过大或过小

反射区疏肝解郁按摩法

中医学认为，肝主藏血，主疏泄，与人体的精神、情志活动关系密切。一旦肝有病，导致肝气郁结，就会出现精神抑郁、无精打采、心烦易怒、面红耳赤，如果抑郁的情绪得不到及时缓解，就会影响正常工作、生活，甚至造成生命危险，而手、耳、足按摩不但疗效显著，而且无任何不良反应，不失为一种疏肝解郁、调节身心的良方。

手部按摩

【位置】肝反射区。

【方法】以拇指和示指捏按左右手手掌的肝反射区，力度以反射区产生酸痛为宜，但注意不要擦伤皮肤。此法可缓解焦躁易怒。

耳穴刺激

【位置】神门穴、心穴、肝穴、脾穴、皮质下穴。

【方法】先用医用药棉对选定部位进行消毒，再以医用胶布（0.5平方厘米）将小米粒压贴于上述耳穴。每穴捏压30秒左右，至耳部有热痛感为止。

手部按摩肝反射区

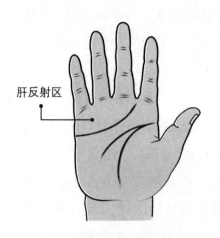

肝反射区

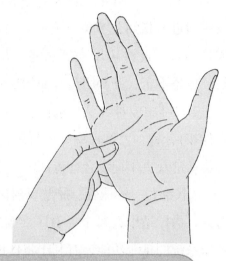

以拇指和示指捏按左右手手掌的肝反射区，力度以反射区产生酸痛为宜，但注意不要擦伤皮肤。此法可缓解焦躁易怒的情绪

耳穴刺激肝反射区

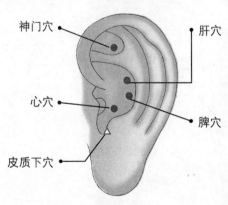

神门穴

心穴

皮质下穴

肝穴

脾穴

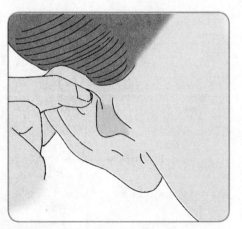

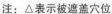

注：△表示被遮盖穴位

先用医用药棉对选定部位进行消毒，再以医用胶布（0.5平方厘米），将小米粒压贴于上述耳穴处。每穴捏压约30秒，至耳部有热痛感为止

足部按摩

【位置】肝、胆囊、腹腔神经丛、肾、输尿管、膀胱反射区。

【方法】

1.找准肝、胆囊反射区，一手握足，另一手半握拳，示指弯曲，以示指近节指间关节顶点施力，向足趾方向按摩，力度以反射区产生酸痛为宜。此法可增强肝功能，帮助脾胃进行正常的消化，治疗失眠、惊恐不宁、肝和胆囊方面的疾病。

2.找准腹腔神经丛反射区，一手握足，另一手半握拳，以拇指指腹揉按1分钟，力度适中，每日坚持3次。此法对胃肠神经官能症、肠功能紊乱及更年期综合征等疾病有很好的治疗效果。

3.找准肾、输尿管、膀胱反射区，再以拇指指腹连续揉按这3个反射区，力度适中，每个反射区推按1分钟，每日坚持3次。此法可增强泌尿系统的排泄功能，有利于将体内有毒物质及代谢产物排出。

足部按摩反射区

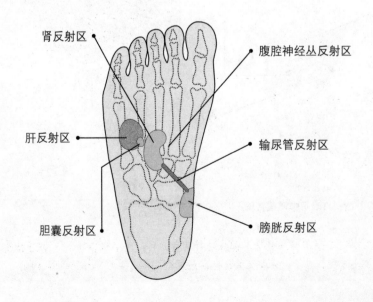

肾反射区　　　　　　　　　　腹腔神经丛反射区

肝反射区　　　　　　　　　　输尿管反射区

胆囊反射区　　　　　　　　　膀胱反射区

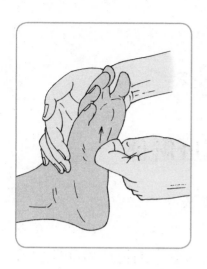

找准肝、胆囊反射区，一手握足，另一手半握拳，示指弯曲，以示指近节指间关节顶点施力，向足趾方向按摩，力度以反射区产生酸痛感为宜

找准腹腔神经丛反射区，一手握足，另一手半握拳，以拇指指腹或示指近节指间关节揉按1分钟，力度适中，每日按3次

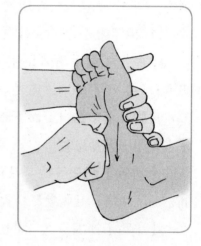

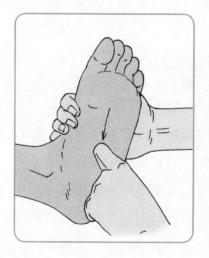

找准肾、输尿管、膀胱反射区，再用拇指指腹或示指近节指间关节连续推按这3个反射区，力度适中，每个反射区推按1分钟，每日推按3次

按摩推拿可疏肝解郁

手掌分推左右胸——晨笼解罩法

晨笼解罩法为按摩推拿手法的摩擦类及推荡类中以双手掌指着力于患者胸胁的手法之一，临床常与梳胁法并用。伤科按摩流派用其活血散瘀，经络脏腑按摩流派用其开胸顺气，小儿按摩流派用其宽胸，止呕等。以双手掌指分别于左右胸部分推，以宽胸顺气，称为晨笼解罩法。

【操作要领】患者呈正坐或仰卧位（以正坐为宜），医者立于患者背后，双手分别过患者双肩，用大鱼际或余四指着力于同侧胸胁部，从胸骨正中始自上而下顺序分推至左右腋中线，反复数次。此手法主要用于男性患者。

【功效】调和气血，祛郁行滞，疏泄肝郁，理气和血，消炎止痛，通经活络，开胸顺气，宣通肺气。

【主治】挫闪岔气，迸伤，咳嗽胸痛，胸闷发憋，胸胁疼痛，肝气窜痛。

【要点提示】操作时不宜按压，女性患者慎用本法。

五指如梳疏理左右胁——梳胁开胸顺气法

梳胁开胸顺气法为按摩推拿手法的摩擦类中以双手指着力于患者胸胁部的手法之一。本手法临床应用广泛，常被伤科按摩流派用于治疗胸胁迸伤，儿科按摩流派用于宽胸理气，经络脏腑按摩流派用于开胸顺气，正骨按摩流派用于行气活血等。胸胁乃阴阳升降之通道，胸中阳气流行之场所，梳之则可开胸顺气。双手五指略分开如梳状，分别于左右疏理，称为梳胁开胸顺气法。

手掌分推左右胸——晨笼解罩法

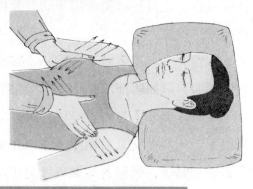

患者呈正坐或仰卧位（以正坐为宜），医者立于患者背后，双手分别过患者双肩，用大鱼际或余四指着力于同侧胸胁部，从胸骨正中始自上而下顺序分推至左右腋中线，反复数次。此手法主要用于男性患者。

五指如梳疏理左右胁——梳胁开胸顺气法

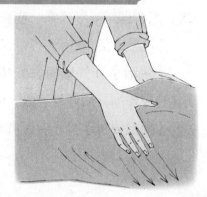

患者呈仰卧位，医者站立，双手五指略分开，形似梳状，从胸正中向胁侧分别顺循左右分疏，双手对称，着力和缓，往返梳理。此法主要用于胸胁部。

【操作要领】患者呈仰卧位，医者站立，双手五指略分开，形似梳状，从胸正中向胁侧分别顺循左右分疏，双手对称，着力和缓，往返梳理。此法主要用于胸胁部。

【功效】疏肝解郁，宣肺宽胸，疏通经络，开胸顺气。

【主治】挫闪岔气，心痛，两胁胀痛，胸胁郁闷，肋间神经痛。

【要点提示】操作中避免搓、擦损及皮表，女性患者慎用本法。

顺理逆气，开胸顺气——锁叩开岔法

锁叩开岔法为按摩推拿手法的被动运动类以双臂着力于患者胸胁的手法之一。与扼法、扣法、拢法均有密切联系，也是结合呼吸迎随而并用的手法。本手法是运用患者自身的呼吸与医者的手法密切配合而达到治疗胸胁迸伤的一种较新的手法，本法操作过程应严谨准确，

只有抓住开岔时机，才可获得奇效。此法常被伤科按摩流派用于治疗胸胁迸伤，正骨按摩流派用于肋骨复位，经络脏腑按摩流派用于治疗胸闷发憋等。

双臂分别自患者腋下过胸胁于胸前锁叩，并趁患者深吸气时突然松脱锁叩，形如解锁达以开岔，称为锁叩开岔法。

【操作要领】患者正坐位，医者立于患者背后，双臂分别插过患者腋下，于胸前交叉后锁叩（注意在最大的呼气量时医者用双臂将患者胸胁锁紧），嘱患者加深吸气动作，并趁患者深吸气时，将紧紧锁叩于胸前的双手突然松开，患者以发出顿吸之声为宜。如此反复操作3次，患者即感呼吸通畅，痛止。此法主要用于胸胁部。

【功效】消炎止痛，理气祛邪，顺理进气，开胸顺气。

【主治】肝气窜痛，胸胁胀满，肝郁气滞，胸胁疼痛，胸胁迸伤，呼吸作痛，肋间神经痛，胸臂挫伤，挫闪岔气，咳嗽胸闷。

【要点提示】操作时医者要精神集中，抓准时机解锁开岔。

锁叩开岔法

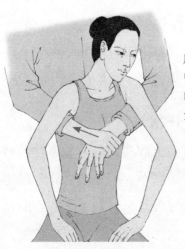

双臂分别自患者腋下过胸胁于胸前锁叩，并趁患者深吸气时突然松脱锁叩，形如解锁达以开岔。

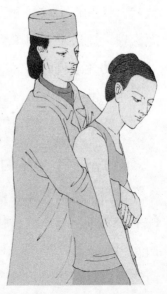

图解养肝速查手册

调和气血除胀满，疏肝解郁活经络——呼吸迎随法

呼吸迎随法按摩推拿手法的挤压类及推荡补泻类中以双手着力于胸腹部的手法之一，本法临床应用广泛，其作用机制与针灸的迎随补泻相似。本法常被经络脏腑按摩流派用于调和气血，正骨按摩流派用于肋骨复平，伤科按摩流派用于治疗胸胁迸伤等。

双手交叉重叠于患者胸前或腹部，随呼吸施以不同手法达以补泻，称为呼吸迎随法。

【操作要领】患者呈仰卧或侧卧位，医者以双手交叉重叠于施治部位，随患者的自主呼吸运动施以补泻手法（即吸气时按为泻而提为补，呼气时提为泻而按为补），整个施治过程中要与患者密切配合，并根据临床辨证施治决定用补泻或用提按（此所说的提是指将手提抬、离去施治部位，而不是抓提），与患者密切配合，随呼吸操作。

【功效】消胀除满，开胸顺气；疏肝解郁，通经活络，调和气血，散瘀止痛。

【主治】脾胃不和，脘腹作胀；胸壁迸伤，闪腰岔气，肋间神经痛，肝气窜痛，胸腹胀痛。

【要点提示】操作时精力需集中，施用手法要准确可靠。

呼吸迎随法

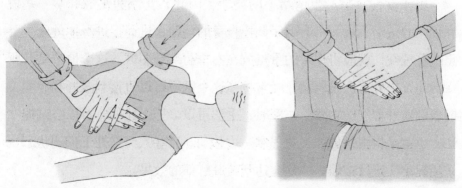

患者呈仰卧或侧卧位，医者以双手交叉重叠于施治部位，随患者的自主呼吸运动施以补泻手法（即吸气时按为泻而提为补，呼气时提为泻而按为补），整个施治过程中要与患者密切配合。

肝经需锻炼，得法是关键

要想确保肝功能正常，可以在调理经络上做文章、下功夫。

足厥阴肝经的起止路线如下：首先，以足大趾二节间丛毛的边缘为起点，沿足背上缘行至内踝前1寸，再至踝上8寸，交出于足太阴脾经的后面，上行过膝内侧，沿大腿内侧入阴毛，左右交叉，环绕阴器，向上抵小腹，挟行于胃旁，联属肝，络于与本经相表里的胆腑，向上穿过膈膜，散布于胁肋，再沿喉咙后绕到面部至喉咙上窍，连目系，出额部，与督脉会于头顶百会。一条支脉从目系分出向下行至颊部的里面，再环绕口唇的内侧。又一支脉，从肝别出穿膈膜，注于肺中，与手太阴经相接。

一般来说，肝胆区比较容易找，但肝经不太好找。为此，有一个简单实用的办法：首先做一个劈叉动作；然后在大腿根部找到一根硬筋；最后顺着这条硬筋往下，就能找到肝经。平时，要想健肝，可以按摩肝胆区，也可以按摩肝经上的一些穴位，效果都不错。

由于女性容易产生情绪上的波动，因此，女性朋友最好学一些疏肝理气的按摩手法，可有助于调控自身的情绪，进而促进身体健康。要想疏肝理气，就应将按摩的重点放在右季肋部肝胆区。这个地方是肝所在的位置，肝下面是胆囊。经常按摩这个区域可以直接刺激肝和胆囊，能收到疏肝理气的功效。按摩时，手法可以多样。比如，可以尝试捏拿法，也就是指腹用力，一边捏拿一边移动。有些人经常处于郁闷状态，采用捏拿法进行按摩，往往会达到疏肝解郁的效果。

足厥阴肝经是调节肝功能的主要经络，在日常生活中对它加以调养和锻炼可以调理情绪，还能活血生精。

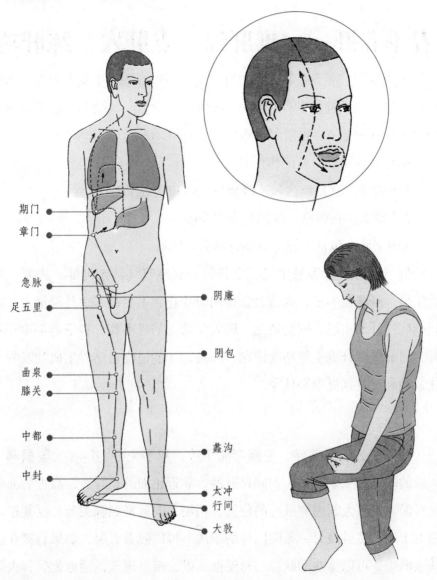

期门
章门

急脉
足五里
阴廉

阴包

曲泉
膝关

中都
蠡沟

中封
太冲
行间

大敦

女性学会疏肝理气的按摩手法可以起到调控情绪、保持愉悦心情的作用。疏肝理气按摩的重点在右季肋部肝胆区。右季肋部为肝的位置，肝的下面便是胆囊。按摩可以直接对肝和胆囊形成刺激，从而起到疏肝理气、调畅气机的效果。

操作方法：抬起一只脚踩在稳定的地方，大腿与地面平行，手捏拳，用关节处（用丝瓜澡巾、刮痧板也行）从大腿根部向膝盖方向刮。

春季养肝——推肝经、点肝穴、练肝功

中医认为，春五行属木，与肝对应，所以春季养生重在养肝。如何利用经络、调动经络的作用达到疏通肝经，调肝、养肝呢？这里介绍三种简便易行的方法：推肝经、点肝穴、练肝功。

按自然界属性，肝的作用有三

1.主疏泄，就是调达和疏泄全身气机和气血津液；

2.主藏血，指收藏、辅助行血的功能；

3.主宗筋，包括主管一身筋骨和男女阴器。

肝气不舒，人容易生气、发脾气，哀怨叹气甚至抑郁、失眠、口舌生疮；肝藏血不足，人就会觉得两眼昏花、手足痉挛、月经量少、胸胁刺痛；肝不主筋，则会疲乏、四肢萎软、筋骨不壮。春季养生重在养肝，只有保持肝脏生理功能协调、旺盛，才能适应自然界生机勃发的变化，顺利过渡到夏季和秋季。

推肝经

呈坐势，右腿前伸，左腿弯曲平放，双手交叠，压在大腿根部，大腿的内侧有三条经络，中间是肝经，靠近正面的是脾经，靠近后面的是肾经。沿着大腿内侧肝经的位置，稍用力向前推到膝关节，反复推动四五十遍，然后换另一条腿同样的手法。可以隔着衣服，如果直接在皮肤表面推，可以涂些润肤油。每晚推一推，疏肝理气，活血化瘀，去肝火，保养生殖功能，改善面部气色。

推肝经手法位置不需要特别的精确，即便稍稍推偏一点，推到脾经或肾经，也没有不利影响。也可以用敲打的方法，用手或者按摩槌沿肝经敲打亦可。

春季养生重在养肝，只有保持肝脏生理功能协调、旺盛，才能适应自然界生机勃发的变化，顺利过渡到夏秋。在此为大家介绍方便实用的春季经络养肝法：推肝经、点肝穴、练肝功。

推肝经

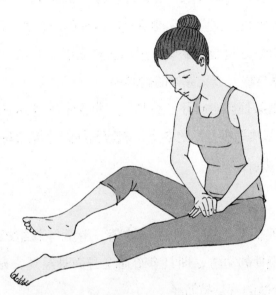

沿着大腿内侧肝经的位置，稍用力向前推到膝关节，
反复推动四五十遍，然后换另一条腿同样的手法。

点肝穴

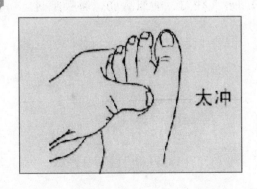

太冲

适应人群：此方法适用于所有人，但大量活动后的老年人、孕妇等忌用。

点肝穴

中医五行讲"怒伤肝"，现代人承受着来自各方面的压力，经常感到抑郁，这样会使肝气受阻，气血不舒畅，久之产生内热，加重心气浮躁。点揉肝经四穴(原穴太冲、荥穴行间、络穴蠡沟、合穴曲泉)具有很好的清肝火、疏肝气的作用。太冲穴是肝经上的原穴，位于足背大脚趾和第二趾结合的地方向后，在脚背最高点前的凹陷处。行间穴位于大脚趾和二脚趾指缝之间的凹陷处；蠡沟穴在内踝上5寸；曲泉穴在膝内侧，屈膝时小腿与膝关节交界处的内侧端。

肝经四穴能够直接通向肝经的原气，每天下午坚持在5点左右用手指按揉2分钟，尤其是在生发的春季，疏通肝气的效果最好。

适应人群：所有人。

练肝功

肝主筋，现代医学中的肌腱、腱鞘、滑囊等软组织都归肝经主管，练习活动筋骨的功法，即具有疏通全身筋骨经气、充壮肝脉的作用，而其中最合适的就是易筋经。

易筋经包括内功和外功两种锻炼方法。易筋经内功适合体力较好的青壮年或慢性病患者，可显著改善体质，祛病强身。

适应人群：易筋经外功普遍适用于各年龄层的健康人及慢性病患者，通过上肢运动而运气壮力、活血舒筋，影响全身。

练肝功

韦驮献杵第一势

环拱手当胸，自然呼吸，挺直两膝盖，两足跟内侧相抵，脚尖外撇，头顶之百会穴与裆下的长强穴要呈一条直线；两掌自然下垂于体侧；眼睛平视，定心凝神；然后双手从两侧分别抬起举过头顶，再停于胸前膻中穴外，立定后约静立一分钟。

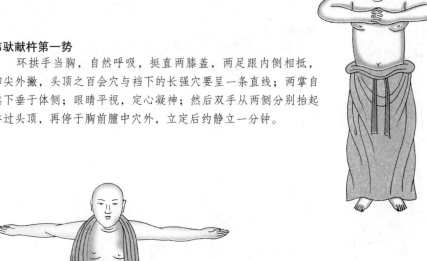

韦驮献杵第二势

两掌从胸前向体侧平开，手心朝上，成双臂一字状；同时两足后跟抬起，脚尖着地，两目瞪睛平视；保持心平气和，以这个姿势站立半分钟。

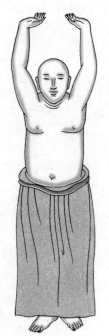

韦驮献杵第三势

两掌分别上抬，至双臂呈U字状时，双肘微弯，掌心朝上，尽力上托；同时咬齿，舌抵上腭，让胸中充满气体，以这个姿势静立约半分钟。

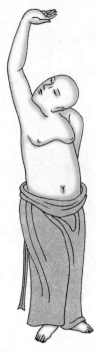

摘星换斗势

两脚后跟落地，全脚掌着地。左掌回收到背后，掌心朝下，用力向下按；同时扭过脖子，眼睛看向右掌，使胸中布满气体，再用鼻子做深呼吸，以这个姿势站立半分钟。再左右手势互换。

倒拽九牛尾势

右脚跨前一步，呈右弓步，同时右掌从体后向体前变握拳，翻腕上抬，拳心朝上停于面前。左掌顺式变拳，拳心朝上停于体后，两肘皆微屈；力在双膀，目视右拳。式定后约静立半分钟。左式：左右手腿势互换。

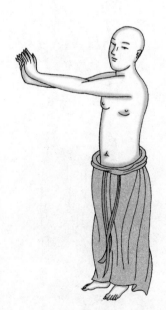

出爪亮翅势

左腿蹬地，提左脚落于右脚内侧呈立正姿势；同时双拳回收于腰际，拳心朝上，继而鼻吸气，挺直身，怒目而视，双拳变立掌，向体前推出，掌心朝前，掌根尽力外挺；然后鼻呼气，双掌再变握拳，从原路回收于腰际，拳心向上；再鼻吸气，双拳变五掌前推，如此反复七次；与此同时，将意念一直集中在天庭处。

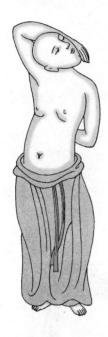

九鬼拔马刀势

　　右拳变掌从腰际外分上抬，至大臂与耳平行时，拔肩并屈肘，弯腰同时向左扭脖子，右掌心朝内停于左面侧前，如抱头状；同时左拳变掌，回背于体后，尽力上抬。式定后约静立半分钟。左式：左右手势互换。

三盘落地势

　　左足外开呈马步，同时左掌下落，右掌从体后往体前上抬，至两掌心朝上于胸前相遇时，就向外分开，双肘微屈，掌心朝下按力于双膝之前外侧。式定后舌抵上腭，瞪眼，注意牙齿，约静蹲半至一分钟。然后双腿起立，两掌翻为掌心朝上，向上托抬如有重物；至高与胸平时，再翻为掌心朝下，变马步，再成三盘落地的姿势，做3次。

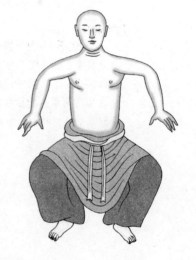

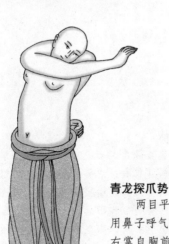

青龙探爪势

　　两目平视，左足回收于右足内侧，呈立正姿势；用鼻子呼气时，左掌自胸前变拳，顺式回收于腰际，右掌自胸前变爪，五指微屈，肩背发力，向体左伸探。然后左右手势互换。

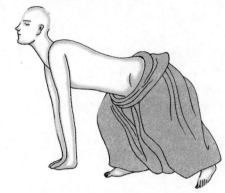

卧虎扑食势

两目平前视，上势结势为双拳停于腰际。右脚向前迈一大步。左脚跟抬起，脚尖着地，呈右弓步；同时俯身、向上抬脊，并向前弯腰昂头，然后将两臂于体前垂直，两掌十指撑地，意在指尖。势定后约静立半分钟。然后左右腿姿势互换。

打躬势

右足上前与左足内侧平行，两脚距离约与肩宽；然后变为弓腰，垂脊，挺膝。头部探于胯下，同时两肘用力，两掌心掩住两耳，两掌夹抱后脑，意在双肘尖。姿势静立后随意停留片刻。

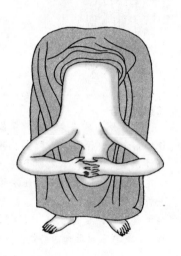

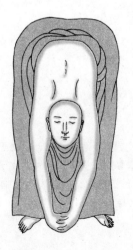

掉尾势

挺直膝盖，脚尖着地，两手下垂微屈，同时两掌相附，使手心压地；同时瞪目看鼻尖，向上抬头，塌腰垂脊，凝神益志，意存丹田。势定后脚跟落地，再抬起，三次后即伸膀挺肘一次；脚跟顿地共二十一次，伸膀七次；然后起立，呈立正姿势。